LA ALIMENTACIÓN EQUILIBRADA EN LA VIDA MODERNA

ANA MARÍA LAJUSTICIA BERGASA

LA ALIMENTACIÓN EQUILIBRADA EN LA VIDA MODERNA

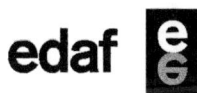

edaf

MADRID - MÉXICO - BUENOS AIRES - SANTIAGO
2022

© 2005. Ana María Lajusticia
© 2022. De esta edición, Editorial EDAF, S. L. U.

Diseño de la colección: Marta Villarín

Diseño de la cubierta: Marta Villarín

EDAF, S. L. U.
Jorge Juan, 68. 28009 Madrid
http://www.edaf.net
edaf@edaf.net

Algaba-Ediciones-, S. A. de C. V. Calle 21, Poniente 3323 -
Colonia Belisario Domínguez Puebla 72180, México
Teléfono: 52 22 22 11 13 87
jaime.breton@edaf.com.mx

Edaf del Plata, S. A.
Chile, 2222
1227 Buenos Aires (Argentina)
edaf4@speedy.com.ar

Edaf Chile, S. A.
Avda. Charles Aranguiz Sandoval, 0367, Ex. Circunvalación
Puente Alto, Santiago, Chile
comercialedafchile@edafchile.cl

9.ª edición: Febrero 2022

ISBN: 978-84-414-3105-8
Depósito legal: M. 3.660-2012

PRINTED IN SPAIN   IMPRESO EN ESPAÑA
ULZAMA

Índice

Introducción

A mediados del siglo XX, y como consecuencia de los avances de la técnica, se produjo una revolución en los modos de trabajo y en nuestra vida. Este cambio tuvo lugar debido a la mecanización y, más aún, a la automatización de las máquinas, con lo que los empleados de las mismas simplemente están obligados a pensar sentados ante un teclado. Este es el caso extremo, pero recordemos cómo se subían los ladrillos, los sacos, las cargas, así como la generalización actual del uso del montacargas, grúas y carretillas elevadoras.

Si la revolución causada en la industria por los mecanismos automáticos ha conducido a muchos hombres a una vida extraordinariamente sedentaria, pensemos también lo que ha sucedido en la de las mujeres. Los trabajos que las obligaban a un mayor gasto de energía eran las coladas de ropa hechas a mano, la limpieza de los suelos arrodilladas moviendo los brazos y todo el cuerpo y luego el resto de los quehaceres domésticos.

Todo se ha simplificado; para lavar la ropa ya no se tiene que pasar frío en un lavadero a la intemperie ni restregarla. Tampoco hay que mover aquellas sábanas empapadas en agua para escurrirlas, porque salen casi secas de la lavadora. Estas y muchísimas consideraciones más que podemos seguir haciendo nos llevan a la siguiente conclusión: en la vida moderna, en general, tanto los hombres como las mujeres hacen un gasto de energía física mucho menor que sus antepasados.

¿De dónde se obtiene la energía que necesitamos para trabajar y calentar nuestro cuerpo? De los alimentos llamados «energéticos», que son los hidratos de carbono —hoy llamados glúcidos—, así como de las grasas y los aceites.

Hemos de pensar que nosotros hemos aprendido a comer con personas que tenían unas necesidades energéticas, por lo común superiores a las nuestras y que, además, estas necesidades habían sido más o menos las mismas durante miles de años. Por ello, para nuestras madres era válida la alimentación de nuestras abuelas, y para estas la de nuestras bisabuelas y tatarabuelas. Pero en un lapso de tiempo relativamente corto se produce un cambio brutal en los modos de vida y, en consecuencia, en las necesidades energéticas. Así pues, nos vemos en la necesidad de adecuar la alimentación a las mismas.

Se oye decir corrientemente: «Yo, si hago régimen, me encuentro bien; pero si intento comer como antes, engordo y no me siento a gusto». En realidad, esta frase quiere decir: «Si como lo que necesito, me siento bien; pero si lo hago como me enseñaron, me encuentro mal».

Este problema se ha presentado inesperadamente, y por eso ha pillado a la gente desprevenida; hemos de reconsiderar si la alimentación que tomamos es la adecuada a nuestras necesidades o está desequilibrada para las mismas.

El cambio que suponen unos *modos* de vida que exigen un menor gasto de energía física y uno mayor de energía intelectual presupone asimismo una variación de los modos de comer. Y empleo la palabra *modos*, porque no solo hemos de variar la cantidad y proporción de ciertos alimentos, sino que también debemos tener en consideración en qué parte de la jornada haremos el mayor gasto de energía, para adecuar el horario de las comidas al mismo.

Es muy corriente que tanto los colegiales como los que realizan estudios superiores, los oficinistas, empleados de banca, los que trabajan en su despacho, etc., hagan lo más duro de la jornada por la mañana, y ocurre que la mayoría de estas personas toman un mínimo desayuno, que generalmente consiste en un estimulante para el sistema nervioso, y así se lanzan a pensar, estudiar y hacer cuentas.

La palabra *desayuno* significa salir del ayuno que nos ha impuesto el sueño. A esta hora debemos tomar una comida que aporte todos los nutrientes necesarios al organismo, y por ello debe contener glúcidos que nos suministrarán glucosa, que es el combustible que necesitamos para hacer ejercicio físico y también en el trabajo intelectual; hemos de tomar grasa o aceites, que mantendrán nuestro cuerpo caliente; también proteínas, que, además de reparar nuestros tejidos, son precursoras de enzimas,

15

hormonas y neurotransmisores, es decir, de los compuestos que permiten el paso de la corriente nerviosa de unas células a otras y por tanto se necesitan para el trabajo de nuestro cerebro; este también necesita cantidades adecuadas de fósforo, pues en la transmisión nerviosa interviene además una sustancia llamada magnesio-ATP-asa, que es rica en este elemento y que en el trabajo mental se va degradando, perdiéndose fosfatos en la orina. Hemos de tomar también vitaminas y minerales, cuya función iremos viendo a lo largo de este libro, y asimismo celulosa y agua.

No vale la pena extenderse más en decir lo que explicaremos, pero sí hay que llamar la atención de las personas para prevenirlas: tenemos que aprender a comer para no engordar, para no acumular grasas sólidas o semisólidas en las arterias, para trabajar en buenas condiciones físicas y mentales, para que la química de nuestro organismo funcione bien, pues entonces gozamos de salud.

No olvidemos que de una manera materialista podemos decir: si nuestra química funciona bien, tenemos salud, pero si en esta hay algún tropiezo, aparecen los desequilibrios y nos encontramos mal. Pero ¿de qué depende fundamentalmente el que las reacciones de nuestro organismo sean correctas? De las sustancias que aporta o no la sangre a las células, es decir, de nuestra adecuada o inadecuada alimentación.

Por ello, repito siempre: «La medicina puede conservarnos la vida, pero la dietética nos conserva la salud y alarga la vida».

1

Aparato digestivo y digestión de los alimentos. Residuos no digeridos. Manera de evitar el estreñimiento. Metabolismo

El hombre, como los animales, sienten la necesidad de ingerir ciertas sustancias para sobrevivir. Estas sustancias son los alimentos; con ellos obtendrá el calor para mantener su temperatura constante, la energía para moverse y trabajar, fabricará los tejidos de su cuerpo y lo mantendrá en buena salud.

Pero los alimentos, para ser utilizados por el organismo, tienen que ser distribuidos por la sangre a todas las partes del mismo, y, para que puedan pasar a la sangre, deben ser convertidos en sustancias más sencillas (moléculas más pequeñas y solubles en agua) capaces de atravesar la pared intestinal y de llegar a los vasos sanguíneos de la misma.

Para conseguir esa serie de transformaciones físicas y químicas, que convertirán el pan, la carne y las grasas en sustancias absorbibles y asimilables por nuestro organismo, tenemos un aparato, el digestivo, que consta de varios órganos adaptados para facilitar su función.

Este aparato encargado de la digestión consta de un largo tubo que comienza en la boca y termina en el ano, que tiene distintas formas y grosores, según sea un órgano u otro del mismo, y de una serie de glándulas anejas que son las encargadas de fabricar los enzimas digestivos (antes llamados fermentos) que facilitarán la consecución de las reacciones químicas necesarias para transformar nuestra comida en una serie de sustancias sencillas y absorbibles por la mucosa intestinal.

Tubo digestivo

Consta de las siguientes partes: boca, faringe, esófago, estómago, intestino delgado e intestino grueso.

Glándulas anejas

Glándulas salivares, estomacales, hígado, páncreas y glándulas intestinales.

Los alimentos los introducimos en la boca y en la misma sufren una serie de transformaciones físicas y comienzan algunas químicas. En el acto de la masticación e insalivación convertimos un trozo de pan, una galleta o la carne en una especie de pasta espesa y resbaladiza gracias a la acción conjunta del aplastamiento que sufre la comida, y su mezcla con la saliva, que a la par que vuelve el alimento pastoso lo hace a la vez resbaladizo por la acción de uno de sus componentes, la mucina, que tiene consistencia mucosa. Pero además, por el efecto de un enzima contenido también en la saliva, la amilasa, empezamos a hacer la digestión de los almidones del pan, las pastas, las patatas... siempre que mastiquemos suficientemente los mismos.

Hay que insistir, por tanto, en la importancia que tiene una buena masticación para lograr una buena digestión.

La masa pastosa que conseguimos en la boca al terminar la masticación se llama «bolo alimenticio», y con la ayuda de la lengua lo vamos empujando hacia la parte interna de la boca, de donde pasará a la faringe y de allí inmediatamente al esófago, que es un tubo de más de un palmo de longitud, que comunica con el estómago, donde continuará la digestión de la comida que hemos tomado.

En el estómago siguen amasándose los alimentos y se mezclan con una secreción del mismo, llamada jugo gástrico, entre los componentes del cual se cuenta el ácido clorhídrico y un enzima que empezará a deshacer las proteínas, llamado pepsina. Las paredes de este órgano son robustas y muy musculosas, pues tienen que convertir el bolo alimenticio en un líquido espeso y ácido, que pasará a continuación al intestino a través de una válvula en pequeños chorritos. La consideración de que los alimentos deben ir líquidos del estómago al intestino nos vuelve a recordar la importancia de enviarlos bien aplastados al mismo desde la boca, con una suficiente masticación.

En el intestino delgado se continúa y completa la digestión de nuestra comida por la acción de los enzimas que provienen del páncreas, hígado y de los segregados por la propia pared intestinal, y es precisamente aquí donde tiene lugar la absorción de los alimentos que, una vez digeridos, se han transformado en glucosa (los almidones), en aminoácidos (las proteínas) y en glicerina y ácidos grasos los aceites y grasas.

Residuos no digeridos. Manera de evitar el estreñimiento

De los alimentos capaces de ser digeridos suele quedar de un 8 a un 10 por 100 como residuo que no ha sido transformado del todo en sustancias asimilables, más la parte indigerible de los mismos, que es la celulosa del pan integral, frutas, verduras y legumbres.

La celulosa que se encuentra en las paredes de todas las células vegetales, y que como el almidón está formada por la unión de miles de moléculas de glucosa, se diferencia de este en que no acaba transformada en sus componentes, ya que no tenemos un enzima capaz de romper esas uniones glucosídicas, y esto es una ventaja, pues hace que el volumen de los residuos de la digestión sea mayor y las heces más blandas. Estas dos cosas favorecen el tránsito de las mismas por el intestino grueso hasta lograr su expulsión.

En esta última parte del tubo digestivo, es decir, en el intestino grueso, no hay ya digestión ni absorción de nutrientes, sino únicamente absorción del exceso de agua que acompaña a los residuos y algunos minerales. Esta agua procede de la propia comida y de los jugos digestivos, ya que son todos disoluciones acuosas, tanto la saliva, como la bilis y los jugos gástricos, pancreático e intestinal. Por eso, cuando una infección o una irritación de la mucosa del intestino grueso no permite la correcta absorción del agua, se pierde gran parte de esta con las heces y, por ello, cuando se tiene diarrea es muy importante la ingestión de líquidos con el fin de reponer el agua que se evacua en exceso.

El avance de los alimentos por el esófago, estómago e intestino se consigue gracias a unos movimientos llamados peristálticos; si una persona tiene el peristaltismo del intestino grueso apagado, que es lo que la gente llama intestino perezoso, aunque tenga residuos abundantes y blandos, se manifiesta una tendencia al estreñimiento porque está dificultado el avance de las heces hacia el exterior. Entonces se puede recurrir al uso, durante algún tiempo, de ciertas hierbas medicinales que hacen aumentar el peristaltismo intestinal; pero lo fundamental para lograr una evacuación regular es la ingestión de celulosa con el pan integral y dando entrada diariamente en la dieta a verduras cocidas o en ensalada, legumbres y frutas.

Metabolismo

Las reacciones químicas que tienen lugar en la boca, estómago e intestino, que conducen a la transformación de los alimentos en sustancias sencillas como son la glucosa y los aminoácidos, se llama digestión, como hemos dicho.

Pero cuando estas sustancias han pasado a la sangre, son conducidas, junto con las grasas, minerales y vitaminas, a las células. Allí siguen produciéndose reacciones químicas que llevarán a la obtención de energía, unas, y a la fabricación de proteínas para formar y reparar tejidos, ácidos nucleicos, hormonas y enzimas, las otras.

Llamamos *metabolismo* a la serie de reacciones químicas que tiene lugar en nuestro cuerpo, cuando los nutrientes han pasado ya a la sangre. Hay dos tipos de metabolismo, uno llamado catabolismo, que conduce a la destrucción de los alimentos energéticos (glucosa y grasas), para en su combustión obtener energía. Quemando la glucosa obtenemos fundamentalmente trabajo, es decir, la energía que necesitamos para movernos, andar y trabajar; en la combustión de las grasas logramos principalmente calor para mantener la temperatura de nuestro cuerpo constante. También utilizamos las grasas para obtener trabajo, es decir, julios, cuando se han acabado los glúcidos.

2
Dieta equilibrada. ¿Qué es la dietética?

Hemos dicho que el hombre siente la necesidad de tomar alimentos, pero ¿cuáles y en qué cantidad son los que nos conservarán la salud y nos mantendrán en buena forma física y mental?

La ciencia que estudia la alimentación equilibrada y adecuada a las distintas etapas de la vida de una persona y atiende a la variación de la misma al cambiar las circunstancias es la DIETÉTICA.

Esta es la auxiliar indispensable de la medicina, y yo afirmo: «En ciertos casos —y todos conocemos ejemplos muy notables—, la medicina puede alargar la vida del hombre, pero la Dietética alarga su salud».

Mantener la salud de una persona a lo largo de los años, no hay duda que es lo más importante en su existencia.

Por otra parte, sucede que los modos de vida han cambiado extraordinariamente para algunas personas desde que acabó la

Segunda Guerra Mundial hasta hoy. Son muchos los hombres y las mujeres que han pasado a hacer trabajos sedentarios o de un tipo que no requieren gran esfuerzo físico, por lo que la alimentación tradicional española debe corregirse en algunos aspectos.

Las razones de ello las daremos en otros capítulos.

Clases de alimentos que debemos tomar para conseguir una buena nutrición

Como culminación de estudios llevados a cabo en distintas partes del mundo, se ha llegado a la conclusión de que en la dieta diaria de una persona, deben entrar todos los alimentos que citaremos a continuación, que forman cinco apartados, y también más adelante veremos en qué proporción deben entrar unos u otros alimentos según las circunstancias individuales.

La alimentación correcta debe estar constituida por:

— Cereales y derivados: harinas, pan, bollos, pastas, arroz, patatas...
— Aceites y grasas.
— Carnes, pescados y huevos.
— Leche y derivados.
— Frutas y verduras.

Cereales y derivados

Son cereales el trigo, avena, cebada, centeno, arroz, maíz, etc. Los citados entran corrientemente en los modos de comer occidentales, de una forma u otra.

Estos alimentos nos suministran fundamentalmente almidón, ya que de ordinario se toman descascarillados o en forma de harinas blancas y productos fabricados con la misma. Cuando son integrales, entonces tiene interés su aporte en vitaminas, singularmente complejo B y minerales. También es interesantísimo, en este caso, el suministro de celulosa y lignina, sustancias que, por ser indigeribles, aumentan el volumen de las heces y las hacen más blandas y húmedas. El almidón seco proporciona cuatro calorías por gramo.

Aceites y grasas

Son los aceites vegetales, los aceites de pescado y las grasas sólidas o pastosas que, *grosso modo*, coinciden con las grasas animales de vaca, cerdo, cordero, etc.

Los aceites son líquidos, porque en ellos predominan los ácidos grasos insaturados, y las grasas son sólidas porque sus ácidos grasos son saturados. Estos cientifismos tenemos necesidad de aprenderlos, porque ya en muchos envases de aceites se lee: «Aceite rico en ácidos grasos insaturados». Y aún más: «Aceite con un contenido de un 50 por 100 de ácido linoleico». Este lenguaje va dirigido al ama de casa. ¿Por qué? En el capítulo destinado a las grasas lo veremos con cierto detalle. Estos alimentos nos suministran nueve calorías por gramo.

Carnes, pescados y huevos

Este apartado es el que comprende los alimentos fundamentalmente ricos en proteínas, que son aquellos con los que formamos y reparamos los tejidos, fabricamos anticuerpos (que nos ayudarán a vencer las enfermedades); con ellos también formamos enzimas, hormonas y neurotransmisores, que son las sustancias que transmiten la corriente nerviosa; por ello, los necesitamos para estudiar, pensar y para el trabajo intelectual.

Además de las carnes, pescados y huevos, contienen proteínas los quesos, la soja y las legumbres corrientes en nuestro país (judías, garbanzos, lentejas, guisantes, habas). También los frutos secos, las levaduras y la leche descremada en polvo que suministra proteínas de bonísima calidad y a un precio muy conveniente.

Un gramo de proteína (seca) nos proporciona cuatro calorías.

Leche y derivados

Este apartado es interesantísimo, ya que la leche es un alimento prácticamente completo (aunque algo pobre en hierro). Pensemos que el único alimento del niño cuando nace es la leche y, en la primera etapa de su vida, es cuando su peso y tamaño aumentan en proporción mayor; es decir, están fabricando tejidos rapidísimamente, calcificando sus huesos, están creciendo extraordinariamente su cerebro y nervios. Todo ello a expensas de los nutrientes suministrados por la leche.

La leche, además, puede transformarse en yogur, que la hace más digerible; en quesos; puede concentrarse y también evaporarse hasta obtenerla en polvo.

La grasa cruda de la leche es la mantequilla, alimento muy energético, pues, al ser grasa prácticamente pura, tiene un alto valor calórico. La mantequilla es un alimento muy interesante para las personas que habitan en países fríos o las que viviendo en los templados trabajan a la intemperie o se bañan en el mar o en piscinas. Pero, por esa misma razón, se desaconseja en aquellos que tienen tendencia a la obesidad o hacen trabajos sedentarios en ambientes con calefacción, siendo muy perjudicial para todos los que presentan trastornos en el metabolismo de las grasas y colesterol.

En la leche hay un azúcar —la lactosa—, grasa, proteínas, vitaminas A, D, C y complejo B. También minerales, singularmente calcio y fósforo.

Frutas y verduras

Estos alimentos nos suministran azúcares, vitaminas —principalmente vitamina C—, minerales —sobre todo potasio— y celulosa.

27

Hay muy pocos frutos que lleven una cantidad de grasa digna de ser tenida en cuenta, y apenas llevan proteínas, salvo los llamados frutos secos (cacahuetes, almendras, nueces y avellanas), que en realidad son semillas y por ello ricas en todo tipo de nutrientes: glúcidos, aceites, prótidos, minerales y vitaminas.

Las verduras como las acelgas, coles, berenjenas, alcachofas... son ricas en fibra bruta, que es muy importante por la cantidad de celulosa que llevan, con lo que se facilita la evacuación diaria.

Las personas que no tienen problemas pueden comer frutas y verduras en cantidad. Pero los obesos o aquellos cuyo organismo fabrica colesterol en exceso, y los diabéticos, no deben tomar demasiada fruta, ya que esta es rica en azúcares (fructosa, glucosa y sacarosa). Los diabéticos y los que quieren adelgazar ya están advertidos de ello en general; no así muchas personas con exceso de colesterol que vigilan la grasa de su dieta pero que quizá se atiborren de fruta y uvas. Nuestro cuerpo convierte los azúcares y los otros alimentos parcialmente en ácidos acéticos, y con dieciocho moléculas de este se pueden hacer una de colesterol.

3

Clasificación de los alimentos en relación con su papel en el organismo

Energéticos, constructivos o plásticos y funcionales

Hemos considerado los distintos tipos de alimentos que deben entrar en la dieta equilibrada; este estudio se ha hecho desde el punto de vista de la cesta de la compra y por ello hemos hablado de pan, pastas, carne, pescado, leche...

Pero es interesante conocer los mismos desde el punto de vista científico, ya que los avances de la bioquímica nos permiten saber cuál es la misión de cada uno de ellos en el organismo.

Para el dietista, los alimentos son fundamentalmente de tres tipos: energéticos, plásticos y funcionales.

Alimentos energéticos: glúcidos y grasas

Llamamos alimentos energéticos a las grasas y a los glúcidos (antes denominados carbohidratos), porque nos suministran energía sea en forma de calor, las grasas, o bien en forma de trabajo, los glúcidos.

Las grasas y aceites son alimentos destinados a ser quemados para obtener con su combustión el calor que mantiene nuestro cuerpo a una temperatura constante, aproximadamente a 37 °C, sea cual fuere la temperatura ambiente. Sabido esto, se comprende que en climas fríos y en invierno en nuestra latitud, se necesitan consumir más grasas; de hecho, el cuerpo ya lo pide así y los hábitos alimenticios de los distintos países están adaptados al clima de los mismos.

Si consumimos más grasas de las que necesitamos, las acumulamos en forma de grasa bajo la piel, en el vientre, rodeando el corazón... Por ello, como hoy en día gran parte de la población que habita en las ciudades vive y trabaja en ambientes calefaccionados, debe restringirse el consumo de grasas (no suprimirse) si se presentan problemas de obesidad y dejar totalmente las grasas sólidas, y tomar únicamente aceites muy insaturados si se tienen problemas de colesterol o exceso de lípidos en la sangre. También cuando hay arteriosclerosis y cualquier tipo de trastornos circulatorios.

Por ello, en los países llamados desarrollados en los que gran parte de la población hace trabajos sedentarios en ambientes caldeados, aumenta cada vez más el consumo de leche descremada, ya que psicológicamente resulta más fácil e interesante suprimir las grasas llamadas invisibles, que son las que contienen algunos alimentos en sí, que las que añadimos a la comida para hacerla más agradable y para que nos proporcione una mayor sensación de saciedad y satisfacción.

Otro tipo de alimentos energéticos son los que hoy día reciben el nombre de glúcidos y que antes se llamaban hidratos de carbono o carbohidratos. El papel de estos en el organismo es quemarse para obtener con su combustión la energía que necesitamos en la contracción muscular y, en consecuencia, realizar trabajo y movernos.

Los azúcares y almidones son glúcidos y, por ello, aquí entra tanto el azúcar común que añadimos a las bebidas y postres, como lo que llamamos corrientemente harinas y féculas y sus derivados: pan, bollos, pastas, galletas...

Debemos hacer notar también que hay muchas personas a las que su trabajo no exige un gran esfuerzo físico, pues aparte del trabajo sedentario, de despachos y oficinas, en la construcción, en fábricas y talleres se opera mucho más con máquinas, grúas, elevadores y similares que tiempo atrás, lo que se traduce en una menor necesidad de glúcidos por la mayor parte de la población.

Si tomamos más glúcidos de los debidos, se transforman en un exceso de grasa, por lo que engordamos, igual que si consumiéramos un exceso de grasas.

Alimentos constructivos o plásticos

Prótidos y minerales

Los prótidos, antes llamados proteínas y más antiguamente albuminoides, son componentes esenciales de todas las células y con ellos formamos los tejidos, los enzimas, las hormonas, los anticuerpos y algunos neurotransmisores, que ya hemos dicho son sustancias que permiten el paso de la corriente nerviosa.

Su papel es, por tanto, fundamental para el crecimiento y conservación de nuestro cuerpo en buen estado de salud. Su nombre deriva del griego *protos*, que significa primero o principal.

Las proteínas están formadas por los aminoácidos, que son sus sillares o componentes fundamentales, y que son los mismos para todos los seres vivos. Ahora bien, en las proteínas vegetales predominan determinados aminoácidos y, en los animales, por tanto en el hombre, otros.

El código genético de cada ser es el que marca qué aminoácidos, y en qué orden, deben colocarse para formar sus proteínas que son características para cada especie e incluso para cada individuo.

De los veinte aminoácidos proteicos, los humanos podemos fabricar doce entre ellos, a partir de otros aminoácidos, pero no de glúcidos ni de grasas. Ahora bien, hay ocho que debemos tomar ya formados, pues el hombre ha perdido la capacidad de producirlos. Estos se llaman «aminoácidos esenciales» o «indispensables» y son: lisina, metionina, treomina, triptófano, valina, leucina, isoleucina y fenilalanina. En general, podemos decir que abundan en los alimentos de origen animal como la leche, huevos, carnes y pescados.

Cuando los prótidos de la alimentación tienen una proporción de aminoácidos acorde con nuestros requerimientos de los mismos, se llaman «prótidos de alto valor biológica», o también «proteínas de buena calidad», y no en el sentido de precio ni conservación en buen estado, sino atendiendo a su contenido de aminoácidos esenciales para el hombre.

Además de los ya citados, cada vez más se están introduciendo en ciertas dietas la soja y las levaduras.

Entre los alimentos de origen vegetal, los cereales son pobres en determinados aminoácidos indispensables: por ejemplo, el trigo en lisina, y de ahí que el pan y los bollos conviene acompañarlos con leche y queso que son complementarios para los cereales en algunos aminoácidos deficientes en los mismos. Esto que la ciencia moderna ha demostrado y explicado ya lo hacía el hombre desde antiguo.

Los frutos secos (almendras, nueces, avellanas, cacahuetes) son más ricos en proteínas que los cereales, y también las legumbres (judías, garbanzos, lentejas, habas y guisantes). Cuando en España se consumía menos carne, precisamente estos alimentos eran la base de la comida cotidiana para muchísimas personas.

Hoy día se admite que nuestras necesidades diarias en prótidos son de un gramo de proteína seca por kilogramo de peso. Aunque se acepta eso por muchas personas, yo no estoy de acuerdo; creo que la cantidad de proteína que se debe tomar depende de su estatura y el tipo de trabajo que lleva a cabo. En el capítulo correspondiente veremos la riqueza en prótidos de los alimentos más corrientes y de esta forman una persona podrá hacer un cálculo aproximado de las que consume en el día. Por ejemplo, si un tipo de carne tiene un 20 por 100 de estos alimentos, un bisté de 100 gramos le suministrarán veinte gramos de proteínas. No cien, como algunas personas creen, porque la carne lleva, como la mayoría de las comidas, gran cantidad de agua y mayores o menores cantidades de grasa. Un huevo, de unos 60 gramos de peso nos suministra unos ocho gramos y medio de prótidos.

Si consumimos más proteínas de las necesarias, entonces el exceso después de sufrir una pérdida de nitrógeno en el hígado se quema entrando en el metabolismo de los alimentos energéticos ya estudiados —glúcidos y grasas—, suministrándonos cuatro calorías por gramo.

Una alimentación con una cantidad excesiva de prótidos carga el hígado, que debe transformar el nitrógeno en urea; puede además producir un exceso de ácido úrico y sobrecarga el trabajo del riñón que ha de eliminar ambos, la urea y el ácido úrico.

Entre los alimentos constructivos o plásticos también entran algunos minerales, entre los que citaremos el fósforo y el calcio, que son los constituyentes principales de las sales que endurecen los huesos; estos están formados por una matriz de tejido orgánico que tiene la cualidad de fijar el calcio en forma de sales insolubles, singularmente como fosfato de cal, por lo que ese tejido, que sería flexible y por tanto deformable, adquiere consistencia.

Otro mineral plástico es el hierro, que da color a la hemoglobina de los góbulos rojos y, por ello, a la sangre; esta sustancia, que llena los eritrocitos o glóbulos rojos, es precisamente la que fija el oxígeno del aire, que entra en los pulmones y lo transporta y distribuye por todo el cuerpo. Todas las combustiones de nuestro organismo necesitan oxígeno; si tenemos una deficiencia de hierro, fijamos menor cantidad de este elemento en la sangre; ello conduce a que muchas reacciones químicas de nuestro metabolismo no se hagan en la cantidad necesaria y que nuestra química no vaya tan bien como debiera; entonces nuestra vida va como al relentí; se tiene mucho sueño y pocas ganas de hacer nada. Faltan ánimos para trabajar, estudiar, falla la memoria, se estaría siempre sentado o echado, el levantarse de la cama por las mañanas resulta poco menos que un acto heroico... Cuando se tienen estos síntomas muy corrientes en las mujeres y jovencitas con reglas abundantes, hay que pensar en la posibilidad de una deficiencia más o menos acentuada de este mineral.

Alimentos funcionales: minerales, vitaminas

Como su clasificación indica, son aquellos que intervienen en el funcionamiento de nuestro organismo, y son necesarios para que este sea correcto y gocemos de buena salud.

Recordemos que cuando comemos hemos de deshacer los alimentos en sustancias más sencillas, por medio de una serie de reacciones químicas que se llaman *digestión*. Después, los nutrientes pasan a la sangre y serán objeto de nuevas reacciones químicas, que conducirán a la destrucción de la glucosa y las grasas para obtener energía y al encadenamiento de los aminoácidos para fabricar tejidos, hormonas, enzimas y anticuerpos; también hay otras reacciones químicas que conducen a la formación de neurotransmisores a partir de ciertos aminoácidos. Toda nuestra vida, incluido el pensamiento, está sostenida por una química complicadísima, en la cual muchas reacciones no serían posibles si no estuvieran presentes ciertas sustancias llamadas *biocatalizadores*, porque catalizan las reacciones de la vida (*bios*, vida).

En la industria química, la utilización de catalizadores para aumentar la velocidad de ciertas reacciones es corrientísima: en la fabricación de ácido sulfúrico, hidrogenación de grasas, obtención de amoniaco, etc.

En nuestro metabolismo y en la digestión de los alimentos necesitamos también sustancias que hacen el papel de los catalizadores en la industria, acelerar las reacciones químicas. Este es el que desempeñan muchos minerales y algunas vitaminas.

El *calcio*, que hemos estudiado como elemento plástico en la formación del tejido óseo, tiene un papel primordial en la contracción muscular, en la coagulación de la sangre y en la transmisión de la corriente nerviosa.

El *fósforo*, que junto con el calcio endurece los huesos, interviene en todas las síntesis de los seres vivos, desde los virus y bacterias, a las de los vegetales y las de nuestro cuerpo. Este elemento es necesario en forma de moléculas de alta energía en la síntesis de proteínas, en la reparación de las lesiones producidas en el ADN, que es la molécula que encierra nuestro código genético; por ello, interviene en la evitación de las alergias y en lo que podría ser origen de una célula atípica y quizá cancerosa. También son necesarias estas moléculas de alta energía en la formación de urea por el hígado, en la transmisión de la corriente nerviosa y en el llamado «transporte activo a través de membranas», que es el medio que permite a la glucosa, el potasio y los aminoácidos penetrar a través de las membranas celulares, a pesar de que la concentración de estos nutrimentos es mayor dentro de las células que en el líquido del entorno de las mismas. El lograr la entrada de estas sustancias necesarias para el metabolismo celular —glucosa, potasio y aminoácidos— hoy día se sabe que es posible con un gasto de energía que es suministrada por una molécula que lleva tres de ácido fosfórico, llamada ATP; este adenosin-trifostato en realidad lo que hace es dar energía para muchos procesos en los seres vivos, por hidrólisis de la misma. Es decir, no deben llamarse de «alta energía», sino «donadoras de energía».

También es necesario en la contracción y relajación muscular.

El *magnesio* es un elemento que forma un complejo con las moléculas fosforadas de alta energía; por ello se necesita en todas las biosíntesis, es decir, siempre que nuestro cuerpo fabrica sustancias complejas a partir de otras más sencillas; en el transporte activo a través de membranas, incluida la transmisión de la corriente nerviosa, y en la relajación muscular. Además, en forma iónica, es decir, en forma de cloruro magnésico concretamente, se necesita en la formación de proteínas para que los ribosomas, que son los corpúsculos del citoplasma celular donde estas se forman, no se deshagan en las dos partes o subunidades que los forman.

En Norteamérica, Polonia, Suecia y Francia se están haciendo en algunos hospitales estudios sistemáticos en las personas afectadas por trombosis y problemas vasculares, y se ha llegado a la conclusión de que hay una relación entre la formación repetida de trombos y tasa baja de magnesio en la sangre. Asimismo se ha visto que muchas personas afectadas de leucemia y linfomas malignos tienen una concentración de magnesio en el suero menor de la normal.

El *hierro* interviene en muchas reacciones de nuestro metabolismo; si bien algo más de la mitad del mismo está en la hemoglobina, como hemos dicho, fijando el oxígeno que entra con el aire en los pulmones y distribuyéndolo por todo el cuerpo; aproximadamente el 42 por 100 del total está catalizando reacciones químicas de nuestro metabolismo, singularmente aquellas en las que hay transporte de electrones.

El *yodo* es necesario para el buen funcionamiento del tiroides, y esta glándula es fundamental en el metabolismo. Cuando las comunicaciones eran lentas y difíciles, y el pescado se consumía raramente en ciertas regiones, en sus habitantes había una carencia de yodo que se manifestaba en la aparición de bocio. Esto ocurría especialmente en zonas de terrenos graníticos, pobres de yodo; en cambio, en aquellos lugares que en épocas remotas habían sido fondos marinos, como el suelo ya lleva este nutriente, aunque la alimentación fuera deficiente en pescado, los cultivos aportaban la cantidad necesaria de este mineral a la dieta.

El *sodio* es un elemento que interviene en la regulación de la cantidad de agua de los líquidos extracelulares, por tanto de la sangre y plasma intersticial; en general, los alimentos llevan ya una cierta cantidad de sodio, y además, en forma de sal común añadimos de 3 a 7 g diarios del mismo a la dieta. Las personas que tienen presión alta y retención de líquidos deben disminuir o evitar la adición a este mineral en sus comidas. En cambio, aquellas que han sudado mucho, o han tenido vómitos, necesitan reponer el perdido; por esta razón se ve a los campesinos y personas que han de hacer faenas en el campo o trabajos con mucho calor, y por ello han sudado copiosamente, cómo toman ensaladas con bastante sal y sopas y caldos que los que no hemos sudado tanto encontramos salados para nuestro paladar.

El *potasio* es coenzima, o sea, trabaja junto a ciertas enzimas en muchísimas reacciones químicas de nuestro cuerpo. Antes, a las sustancias que nos permitían desdoblar los alimentos en compuestos más sencillos en la digestión se les llamaba «fermentos digestivos». A las que permitían el desdoblamiento del almidón que hacía de sustancia de reserva de energía en los granos de los cereales, por ejemplo, se las llamaba «diastasas». Los biocatalizadores, que son las sustancias que permiten aumentar la velocidad de las reacciones de los seres vivos, se sabe hoy día que todos están formados por una proteína y un grupo activo que puede permanecer unido o no a la proteína cuando esta deja de actuar.

Pues bien, tanto los fermentos digestivos como las diastasas vegetales o esos biocatalizadores proteicos, reciben hoy día el nombre de *enzimas*. Lo que sucede es que estos enzimas necesitan un coenzima que los completa para poder actuar, y muchos minerales y vitaminas realizan este papel. El potasio tiene una importancia extraordinaria como coenzima en la química del interior celular y en la relajación muscular.

Mientras el sodio abunda en los líquidos que bañan las células, el potasio está, con mucha diferencia, mayormente en el interior de las mismas, junto con el magnesio, que es también otro elemento mineral que predomina en los líquidos que componen el citoplasma celular.

Todas las frutas y verduras son ricas en potasio, singularmente los plátanos, las patatas y los cítricos (naranjas, limones, mandarinas, pomelos). Como los agricultores ponen este elemento en todos sus abonados, los forrajes tienen también potasio y, en consecuencia, los animales que comen los mismos. Por ello, salvo en casos muy especiales que ha de considerar el médico y cuando se toman diuréticos potentes en forma de fármacos, no hay necesidad de recurrir a suplementos de sales de este metal.

Hay otros elementos minerales que intervienen en nuestro metabolismo, como el cinc, cobre, manganeso, cobalto, silicio y flúor, pero estos se necesitan en cantidades mucho menores que, en general, se encuentran en la ración alimenticia diaria.

Las vitaminas

Son sustancias extendidas en el reino animal y vegetal que se encuentran en los alimentos en pequeñas cantidades y que son imprescindibles para el crecimiento y conservación del cuerpo animal.

Hace bastantes siglos se conocía la enfermedad del beriberi en pueblos asiáticos donde su dieta estaba formada casi exclusivamente por arroz blanco, es decir, descascarillado; también el escorbuto en los marineros. Sin embargo, es relativamente reciente el conocimiento de que estas enfermedades se curaban con cambiar la dieta a arroz integral en el caso del beriberi y añadiendo frutos frescos (sobre todo cítricos) en la alimentación de los atacados de escorbuto.

Las plantas y muchos organismos considerados «primitivos» están en condiciones de sintetizar todas las sustancias necesarias a partir de compuestos más sencillos. Los organismos llamados «superiores» han perdido alguna capacidad de este tipo; seguramente como consecuencia de mutaciones o cambios, la cadena de síntesis de algunas sustancias se encuentra interrumpida o falta. Así, el hombre y los monos no tienen capacidad de sintetizar vitamina C y, sin embargo, la rata y el perro pueden fabricarla en su organismo y no necesitan depender del aporte de los alimentos.

El papel de las vitaminas es variado y complejo; algunas actúan como catalizadores biológicos en los sistemas enzimáticos corporales.

Muchas vitaminas, sobre todo las del *complejo B*, hacen de coenzimas, teniendo un papel primordial en el metabolismo de nuestro cuerpo.

Otro papel de las vitaminas es formar parte de algunos compuestos corporales; por ejemplo, la *vitamina A* es constituyente de la púrpura visual.

Recientemente Olsen ha sugerido la posibilidad de que algunas vitaminas liposolubles regulan la síntesis de proteína a nivel genético. Esto está de acuerdo con el hecho de que la *vitamina D*, para actuar eficazmente, necesita una concentración adecuada de iones magnesio, que se sabe son necesarios en los tres primeros estadios de la síntesis de proteínas.

A veces las vitaminas se presentan en formas químicas múltiples que son todas activas. Estas formas múltiples, se llaman «vitámeros».

La vitamina D también está constituida por un grupo de vitámeros, los más importantes de los cuales son: la D_2, que se produce en los tejidos animales por irradiación del ergosterol vegetal ingerido en la dieta, y la D_3, que se halla en el hígado de diversos peces.

La falta de vitaminas determina enfermedades carenciales y, en algunos casos, detención del crecimiento.

El exceso de vitaminas produce la *hipervitaminosis;* son bien conocidas las provocadas por ingestión excesiva de preparados vitamínicos A y D. En general, con la alimentación, aunque sea inadecuada, no se llega a la hipervitaminosis. Hay una excepción, que es la del hígado de oso blanco, muy rico en vitaminas liposolubles, que causó una intoxicación a una expedición polar.

La carencia de vitaminas es rara con una dieta variada; en cambio, es frecuente una deficiencia o hipovitaminosis, que no presenta el cuadro característico de la enfermedad carencial correspondiente. En estos casos es cuando tiene gran valor los suplementos vitamínicos.

Ocurre a veces que una persona en su alimentación ingiere la dosis de vitaminas adecuada, pero debido a un proceso de mala absorción en su intestino puede tener una deficiencia de ciertas vitaminas. En otras ocasiones, la ingestión de aceite de parafina, llamado «acalórico», recomendado en algunos regímenes de adelgazamiento, puede arrastrar las vitaminas liposolubles A, D, E y K y provocar una hipovitaminosis de las mismas.

Respecto a algunas vitaminas, el organismo de los mamíferos está en condiciones de realiza la última fase de su síntesis; es decir, puede transformar una «provitamina» en vitamina. Tal ocurre con el caroteno vegetal, que podemos transformar en vitamina A, o con el ergosterol de frutas y verduras que, bajo la acción de los rayos ultravioleta solares, transformamos en vitamina D.

Las bacterias intestinales también contribuyen a satisfacer las necesidades de algunas vitaminas. Tal ocurre con la K en el hombre y en las vacas con las B_1 y B_2.

Las dosis altas o continuadas de sulfamidas y antibióticos perjudican gravemente a las bacterias intestinales, y algunas fuentes de vitaminas pueden cerrarse súbitamente y aparecer avitaminosis aunque la alimentación sea normal.

Clasificación de las vitaminas

Se dividen en «liposolubles» e «hidrosolubles»; esta clasificación tiene la ventaja de que orienta acerca de los alimentos que puedan contener una mayor concentración de vitaminas determinadas.

Las *vitaminas liposolubles* son solubles en las grasas y comprenden las A y D, que se encuentran en las grasas animales, y las E y K en los aceites vegetales. Estas vitaminas se conservan bastante bien en los métodos corrientes de cocinado.

Las *vitaminas hidrosolubles*, como su nombre indica, son solubles en el agua y comprenden la C y el complejo B. Estas se disuelven con facilidad en el agua de cocción y el calor destruye gran parte de algunas de entre ellas.

Vitaminas liposolubles (A, D, E y K)

Vitamina A

La vitamina A forma parte de la púrpura visual o rodopsina. Esta está formada por una proteína, la opsina, que se une, con una forma de vitamina A, al retinal. Por la acción de la luz, la unión con la proteína se deshace, la púrpura visual se blanquea y el retinal reducido pasa al torrente circulatorio.

Para regenerar la rodopsina o púrpura visual hace falta, por tanto, que en el cuerpo tengamos una dotación suficiente, de vitamina A, y si esta no se encuentra en cantidad suficiente tenemos la ceguera por deslumbramiento, que se nota yendo en coche al cruzarse con los faros encendidos de otro vehículo; también la ceguera nocturna.

La ceguera por deslumbramiento es un signo indicador de una deficiencia no muy acusada de vitamina A. Cuando esta falta de vitamina es grave, se llega a la xeroftalmia, que es un resecamiento de la conjuntiva que puede producir ceguera parcial o total al afectar a la córnea.

La deficiencia de vitamina A ocasiona también trastornos en la piel y en los epitelios de nariz, garganta, tráquea, aparato urinario, digestivo, genital, etc. Estos se resecan y son muy susceptibles de ser invadidos por gérmenes patógenos.

Parece ser que la vitamina A se necesita para la formación de sustancias mucilaginosas que ejercen un papel protector en las mucosas del organismo.

También es necesaria para el crecimiento junto con la D. Resumiendo, podemos decir que esta vitamina previene la xeroftalmia, y de ahí su nombre antiguo (axeroftol), y se necesita para tener una buena visión nocturna; es necesaria para el crecimiento, para tener las mucosas en buen estado, para la cicatrización de las heridas, y es antiinfecciosa porque permite la formación de mucopolisacáridos que ejercen un papel protector de los epitelios.

La vitamina A podemos tomarla como tal en alimentos de origen animal como el aceite de hígado de bacalao, hígado de vaca, leche, mantequilla y huevos. Pero podemos tomarla también en forma de provitamina en los vegetales ricos en caroteno.

Las verduras ricas en provitamina A son: zanahorias, acelgas, albaricoques, espinacas, perejil, germen de trigo, guisantes, judías verdes, mandarinas, naranjas, tomates, etc.

El exceso de dosis de vitamina A a base de fármacos de gran potencia puede producir hipervitaminosis, cuyos síntomas son: falta de apetito, trastornos en la pigmentación de la piel, huesos largos y aumento de la fragilidad de los huesos.

Vitamina D

El raquitismo es la falta de fijación de calcio por los huesos del niño pequeño que conduce a deformaciones de los mismos cuando se ponen de pie para echar a andar. Como son las sales cálcicas (principalmente en forma de fosfatos) las que endurecen los huesos, si faltan, estos siguen siendo flexibles y se arquean las piernas bajo el peso del cuerpo o se juntan excesivamente las rodillas. También a veces la deformidad afecta al cuerpo en el «tórax de pichón».

Esta enfermedad ataca con más frecuencia a los niños de los países septentrionales, y desde principios del siglo pasado el aceite de hígado de bacalao era un remedio casero de uso corriente. Después se demostró que este es rico en vitamina D.

Se han identificado varios compuestos con actividad de vitamina D. Los dos más importantes son los vitámetros llamados D_2 y D_3. La vitamina D_2 se forma por irradiación de las esterinas con rayos ultravioletas.

Hoy se sabe que la vitamina D estimula la absorción de los iones Ca^{++} en el intestino e interviene en el metabolismo mineral de los huesos.

Hacia las primeras décadas del siglo XX se consideró el raquitismo prácticamente erradicado gracias a los conocimientos que se tenía sobre la vitamina D. Al saber cómo se forma en la piel bajo la acción de los rayos solares, se suministró a los niños de los países con poca insolación bajo la forma que se encuentra en los aceites de hígado de pescado. También en Norteamérica se suelen enriquecer en esta vitamina las leches maternizadas y las leches descremadas. Sin embargo, hace diez años han vuelto a darse casos de raquitismo en Estados Unidos y ha vuelto a reaparecer en Francia, en donde había desaparecido hace ya más de treinta años. El papel de la vitamina D parece que es inducir la formación de ciertas proteínas transportadoras del calcio y, siendo así, no puede extrañarnos la reaparición del raquitismo, pues en los países que hace años utilizan el abonado mineral han desequilibrado el contenido de estos en el suelo dando lugar a un gran empobrecimiento en magnesio, que es un elemento que se extrae en la cantidad de 15-35 Kg/ha y año, y en las fórmulas de abonado dadas como buenas en todo el mundo no se incluye casi nunca. El resultado es que los alimentos no llevan la cantidad de magnesio requerida para las necesidades de nuestro metabolismo y empiezan a ser muy patentes los efectos de esta carencia.

El magnesio se necesita en concentraciones relativamente elevadas en los tres primeros estadios de la síntesis proteica, y si no se encuentra en la cantidad requerida, las proteínas no se forman con la velocidad y en las cantidades necesarias. Si la vitamina D induce la formación de ciertas proteínas y estas no se pueden obtener en nuestro organismo, el resultado es el mismo que si faltara la vitamina. Es lo que ocurre ahora, en nuestro cuerpo falla algo en relación con el metabolismo del calcio. Lo demuestra la cantidad de personas mayores afectadas de osteoporosis y la reaparición del raquitismo. Y sin embargo, estas dos enfermedades afectan principalmente a personas de países ricos, que con la leche y quesos toman cantidades sobradas de calcio en relación con sus necesidades y a las que no falta tampoco vitamina D. ¿Qué falla entonces? Repasando su alimentación se encuentra que en sus países hace ya bastantes años se utiliza un abonado que no ha tenido en cuenta la restitución al terreno de todos los elementos extraídos por las cosechas y en consecuencia, su dieta se ha empobrecido notablemente en magnesio. Este problema, de alcance mundial, es uno de los más urgentes a mi juicio que deben estudiar la FAO y la OMS conjuntamente.

Hay muchas personas que han solucionado sus problemas de descalcificación ósea simplemente tomando un poco de magnesio cada día.

En la actualidad este problema se ha complicado más, ya que es habitual que muchas personas no tomen alimentos proteicos en el desayuno y la cena. En estos casos es recomendable suplir esta deficiencia tomando comprimidos de colágeno con magnesio y también vitamina C (5 en el desayuno y 5 en la cena).

La vitamina D se encuentra, como hemos dicho, en los aceites de pescado, en la leche, quesos y en la yema de huevo; en el germen de trigo, hígado y setas, y se puede formar en nuestra piel bajo la acción de los rayos ultravioleta de la luz solar.

Si esta vitamina se administra en dosis excesivas, produce una hipervitaminosis acompañada de pérdida de apetito, náuseas, pérdida de peso, poliuria y estreñimiento. En casos graves aparece retraso mental.

Vitamina E

Esta vitamina recibió su nombre debido a que la rata no procrea si le falta un elemento dietético esencial, al que se llamó «factor contra la esterilidad» o vitamina E. Hay unos ocho compuestos naturales que tienen actividad de vitamina E. Estos compuestos son alcoholes solubles en las grasas y de elevado peso molecular.

Por la acción de la luz se deterioran. Son fácilmente oxidables y por ello se utilizan como antioxidantes en la conservación de algunos alimentos.

En el organismo humano interviene en la conservación de la integridad estructural de las membranas celulares. También parece que tiene importancia en la reproducción, y algunos autores suponen que ciertos problemas musculares se deben a una carencia de vitamina E. Muy recientemente, en estudios sobre envejecimiento celular, se ha encontrado una acumulación de lipopigmentos, y uno de estos factores puede ser una deficiencia dietaria de vitamina E. La acumulación de lipopigmentos ligada con el envejecimiento ocurre con una pérdida simultánea de ribosomas (lugar en el que se efectúa en la célula la formación de proteínas). Por ello se recomienda la vitamina E para tener un nivel adecuado de antioxidantes para paliar la deteriorización oxidativa y en consecuencia el envejecimiento.

El alimento más rico en vitamina E es el aceite del germen de trigo, después el de germen de maíz, de soja, cacahuetes, oliva almendras, avellanas y nueces. La vitamina E también se encuentra en el apio, cacao, coles de Bruselas, copos de avena, grasas animales, guisantes, judías, huevos, pescados y quesos. En menor cantidad se da en las carnes, frutas y verduras.

En el hombre no se han encontrado enfermedades carenciales de vitamina E, aunque algunos trastornos en la piel de niños lactantes han mejorado con la administración de esta vitamina.

La vitamina E favorece también la circulación porque mantiene la elasticidad de las arterias actuando contra los depósitos de grasas.

Vitamina K

Es un factor antihemorrágico, y su nombre procede de la expresión *koagulation vitamin*. La vitamina K se requiere para la formación de protrombina por el hígado. Aparece en varios vitámeros. Las vitaminas K se producen por síntesis bacteriana en el intestino y se encuentra en el hígado de animales, frutas y verduras, huevos y leche.

La deficiencia en esta vitamina, más que a carencia, suele ser achacable a una mala absorción de la misma. El empleo de aceite de parafina o «acalórico» para disminuir peso o como laxante trastorna gravemente la absorción de la misma, así como la de las otras liposolubles. Los antibióticos que destruyen la flora intestinal hacen disminuir la síntesis de vitamina K. Algunos estudios parecen demostrar que un exceso de vitamina A inhibe la acción de la vitamina K.

Complejo B

La llamada en un principio vitamina B, porque curaba la enfermedad del beriberi, hoy día se sabe que está constituida por una serie de factores, al menos ocho, que se llaman B_1, B_2, B_6 y B_{12}, aunque en la actualidad se prefiere darles la denominación química que les corresponde.

Vitamina B_1

La carencia de vitamina B_1 provoca la neuritis y polineuritis y por eso se le denominó en un principio aneurina, aunque ahora se prefiere llamarla «tiamina», que es un nombre que da a entender que en su molécula hay un átomo de azufre.

Aunque hace siglos se conocía la enfermedad del beriberi en los países de Extremo Oriente, en los que la dieta estaba basada en el consumo de arroz blanco o sea, descascarillado, solo hacia finales del siglo XIX se relacionó la misma con una carencia alimenticia y hasta 1936 no fue sintetizada la tiamina. Tiene un sabor y olor que recuerdan a los de la levadura, que es el alimento que se encuentra en mayor proporción. La vitamina B_1 también se halla en la cascarilla de los cereales, en la carne magra de cerdo, hígado, carnes, huevos, leche y en muy pequeñas cantidades en frutas y verduras.

La vitamina B_1 actúa cuando menos en 24 sistemas enzimáticos como grupo activo del enzima o como coenzima (grupo activo que se une a la proteína solo cuando va a actuar). Es imprescindible en el metabolismo de los glúcidos o carbohidratos, y tanto más cuanto más rica es la dieta en los mismos.

Los síntomas de deficiencia de vitamina B_1 son: falta de apetito, dolor de cabeza, dolores de piernas, calambres, estreñimiento y fatiga. También palpitaciones y taquicardias.

En nuestro país puede ser corriente una cierta deficiencia de vitamina B_1, que es muy fácil de corregir tomando dos o tres comprimidos al día de levadura de cerveza con agua o zumo de naranja.

Vitamina B_2 o riboflavina

En 1920 se descubrió el segundo miembro del complejo B, y se sintetizó en 1935. Ahora bien, las manifestaciones de carencia, principalmente enfermedades de las mucosas, luego se vio que eran debidas a falta de un complejo formado por distintas sustancias. Por ello se habla de «complejo B_2».

La falta de vitamina B_2 se manifiesta en el hombre por grietas en las comisuras de los labios (boqueras), fatiga de los ojos, ardor y picazón en los mismos, hipersensibilidad a la luz y dolores de cabeza frontales.

Los alimentos ricos en vitamina B_2 son: levaduras, hígado, lengua, germen de trigo, carnes, harinas completas, leche, huevos, legumbres secas, pescados y queso. En menor proporción las frutas y verduras.

Niacina

Esta vitamina, también llamada «factor PP», que significa (Pelagra-preventive-factor), es una molécula relativamente sencilla que el organismo puede sintetizar a partir del triptófano. Ahora bien, como el maíz es pobre en este aminoácido esencial, en países en que este forma parte importante de la dieta aparece la pelagra estacionalmente, tales como Egipto, Yugoslavia y algunos países africanos.

En cambio, en Centroamérica no se observa pelagra por el aporte de niacina de las judías, café, guayaba y leguminosas.

La función de esta vitamina en el organismo es actuar como coenzima en el metabolismo energético en la liberación de energía por glúcidos, grasas y prótidos. También intervienen en la síntesis de proteínas y grasas.

La niacina es un compuesto muy estable aun en medio alcalino, a diferencia de otros compuestos del grupo B, y se encuentra en las levaduras, extracto de carne, hígado, mero, atún, carnes, avellanas, cacahuetes, despojos, embutidos, nueces y harinas completas. Los huevos y la leche no son ricos en niacina, pero sí en triptófano, y como promedio 60 miligramos de triptófano equivalen a un miligramo de niacina.

Como norma general, en una alimentación rica en proteínas de buena calidad no hay peligro de falta de niacina.

Ácido pantoténico

También se le había llamado vitamina B_5. Participa en la liberación de energía a partir de los glúcidos, grasas y proteínas. También en la síntesis de aminoácidos, ácidos grasos, esteroles y hormonas; igualmente se necesita en la síntesis de la hemoglobina.

En el hombre no es corriente su carencia, pues el ácido pantoténico se encuentra ampliamente distribuido en los alimentos. En los animales de laboratorio en los que se provocó su carencia se observó calvicie, aparición de canas y úlceras en el intestino.

Los alimentos más ricos en esta vitamina son: levaduras (de cerveza y torula), hígado, leche de vaca, yema de huevo, carnes, crustáceos, riñones, embutidos, setas, harinas integrales...

Las frutas y verduras son relativamente pobres en esta vitamina.

Vitamina B_6 o piridoxina

Esta vitamina está formada por varios vitámeros. En el hombre una carencia grave provoca síntomas de anemia, aparición de cálculas de oxalato y anormalidades en el sistema nervioso central.

Alimentos ricos en vitamina B_6 son: las levaduras, germen de trigo y maíz, hígado, carnes, crustáceos, berros, nueces, soja, huevos, quesos, frutas y verduras.

Ácido fólico

Antes se le había llamado vitamina B_9.

Su deficiencia causa cierto tipo de anemia, y es que esta vitamina, junto con la B_{12}, se necesitan para la formación de eritrocitos. La falta de ácido fólico ocasiona también inflamaciones de la lengua y transtornos gastrointestinales.

Los alimentos más ricos en ácido fólico son: levaduras, extracto de carne, hígado, soja, judías, lentejas, espárragos y verduras frescas, sobre todo las hojas verdes.

Vitamina B_{12}

La vitamina B_{12} tiene la fórmula más compleja de todas las vitaminas y en ella hay un átomo de cobalto en medio de un anillo de una estructura muy parecida a la de una porfirina (como las de la sangre o de la clorofila).

La vitamina B_{12} es el «factor extrínseco» en la curación de la anemia perniciosa y se necesita como coenzima en muchas reacciones celulares; tiene gran importancia en la formación y liberación de glóbulos rojos por la médula ósea y en el funcionamiento del tejido nervioso.

La vitamina B_{12} necesita para su absorción que el estómago secrete clorhídrico, que haya vitamina C, «factor intrínseco» (que es una mucoproteína) y calcio. Su absorción es muy lenta, unas tres horas.

El exceso de vitamina B_{12} se acumula en el hígado. Por eso, cuando no se conocía la vitamina B_{12} en forma pura, se daba hígado en grandes cantidades en la anemia perniciosa.

Además de en el hígado y riñón se encuentra vitamina B_{12} en la levadura de cerveza. En las leches, carnes y pescados su proporción es mediana.

Biotina

Llamada antes vitamina H, es un coenzima muy importante en la síntesis de ácidos grasos por nuestro cuerpo.

En las ratas, monos y conejos se provoca una carencia de esta vitamina dándoles avidina, que es un proteína que hay en la clara de huevo cruda (cocida se inactiva), y en el hombre que tomara bastantes huevos crudos también puede provocarse. Los síntomas de carencia son falta de apetito, exceso de colesterol, malestar, dolor muscular, náuseas y cambios en el ritmo de los latidos del corazón. También trastornos en la piel.

Se encuentra en las levaduras, hígados, riñones, huevos, leche, legumbres, chocolate, setas, coliflor, cerezas, frambuesas, fresas y en otras frutas.

Vitamina C

Fue llamada vitamina antiescorbútica, porque el escorbuto es la enfermedad provocada por carencia de la misma; esta dolencia atacaba a los marinos que pasaban meses sin tomar frutos y verduras frescas, que son las fuentes naturales de vitamina C. Ahora se ha obtenido por síntesis y tiene la misma acción biológica que la vitamina natural.

El ácido ascórbico, o vitamina C, es un reductor fuerte y por ello interviene en muchas reacciones enzimáticas del organismo actuando como dador de hidrógeno. También en la formación de colágeno, que constituye el principal componente de los tejidos de sostén: conjuntivo y de la materia orgánica del hueso.

Este hecho aclara los trastornos del tejido conjuntivo en la carencia de vitamina C y se entiende que se retarde la cicatrización de las heridas, que aparezca desorganización ósea, dolor general al tacto, dolor en boca y encías y aflojamiento de los dientes, hemorragias, y puede aparecer anemia como consecuencia de la pérdida de sangre.

Las manifestaciones moderadas de deficiencia de vitamina C son palidez, dolores fugaces en articulaciones, defectos dentales, tendencia a la hemorragia y retardo en la cicatrización. Cuando hay fiebre debida a una infección, disminuye la concentración de ácido ascórbico en la sangre y por ello conviene suplementar la cantidad de vitamina C.

La vitamina C abunda en el brécol y coliflor, limones, naranjas, nabos, fresas, toronja, melón, pimientos, col, zarzamoras, tomates, patatas, hígado.

Las carnes, pescados, huevos, panes y cereales no contienen ácido ascórbico.

La ración diaria recomendada es de 80-100 miligramos al día. Tomando verduras y frutas crudas, en general, está cubierto el requerimiento de esta vitamina por parte del organismo.

La rata, el perro y los pollos pueden sintetizar ácido ascórbico, por lo que este no es una vitamina para ellos.

Las cobayas y los monos necesitan ingerirlo en la dieta, y de ahí que los estudios sobre carencia de vitamina C se hagan fundamentalmente utilizando cobayas.

Celulosa. Necesidad de la misma

La celulosa es una sustancia que fabrican los vegetales uniendo moléculas de glucosa, pero de una manera algo distinta a como las encadenan en el almidón; este sirve de sustancia de reserva a las plantas, y para los humanos y animales es un elemento energético que, al final de su digestión, nos suministra glucosa. En cambio, la celulosa no la podemos digerir, pues no tenemos enzimas capaces de romper las uniones entre las moléculas que la constituyen y, en consecuencia, al no poder deshacerse en partes más pequeñas capaces de pasar por la pared intestinal, permanece prácticamente sin modificación, formando unas fibras blandas que tienen una gran capacidad de absorción de agua.

Cuando en el intestino delgado vamos digeriendo los alimentos, la celulosa avanza con ellos. El resultado de la digestión de la comida que hemos tomado va siendo absorbido por la pared intestinal del intestino delgado; este desemboca en el intestino grueso y a él llega, además de una gran cantidad de agua, cerca de un 10 por 100 de los alimentos capaces de ser digeridos que no han tenido tiempo de sufrir todas las transformaciones que los convertirán en sustancias capaces de atravesar la barrera intestinal, más toda la celulosa, la lignina y alguna otra sustancia vegetal. Estas hacen que el volumen de los residuos sea mucho mayor, más húmedos y blandos, y con ello el avance de los mismos a través del intestino grueso es mucho más fácil.

Si un persona come a base de arroz, harinas y derivados, carne, pescados y leche, estos alimentos teóricamente pueden digerirse y absorberse en su totalidad; en la realidad, queda alrededor de un 10 por 100 de los mismos que no han tenido tiempo de ser transformados totalmente, por lo que llegarán al intestino grueso. Este consta de tres partes: ciego, que hace como un saco al lado derecho en la parte baja del vientre; colon, que continúa al ciego y que consta de tres tramos, siendo el primero ascendente hacia el hígado; luego tiene una parte llamada colon transverso, que va del lado derecho hacia el izquierdo, más o menos a la altura del estómago, y, a continuación, llega el colon descendente, que desemboca en el recto. Cuando los desechos llegan a él sentimos un reflejo que nos indica la necesidad de evacuar.

En el intestino grueso ya no hay digestión ni absorción de nutrientes, sino únicamente de agua; si tenemos una pequeña cantidad de residuos, estos formarán rincones en el mismo sin llenarlo lo suficiente para conseguir su avance por la presión ejercida por sus paredes.

Entonces, y por la acción de bacterias presentes en las heces, estas sufren una descomposición que las transforma en sustancias nocivas para el organismo, entre las que se encuentran gran cantidad de gases que vuelven doloroso el vientre y que, en ocasiones, se sitúan en el lugar en que el colon ascendente se une al colon tranverso, es decir, debajo del hígado, por lo que los gases allí acumulados presionan a este impidiendo su correcto funcionamiento.

Las secuelas de esta manera de comer son bien conocidas: estreñimiento, malestar, mal funcionamiento del hígado, la sangre se ensucia por las toxinas que se han formado, aparecen dolores de cabeza... y se obliga al intestino grueso a aumentar la presión de su peristaltismo, quizá con fármacos o hierbas, llegándose, en algunos casos, a hacerse hasta nueve veces mayor, para poder liberarse de unas heces prietas y poco húmedas.

A este hecho se atribuye fundamentalmente la mayor proporción de cáncer de colon y recto de los habitantes de los países que consumen alimentos que llevan pocos residuos, tales como harinas blancas, y que toman poca verdura; en cambio, si a los restos alimenticios acompaña celulosa, esta hace que aumente el volumen de los mismos, los vuelve más húmedos y, en consecuencia, pastosos, llenando el intestino, con lo que la presión de su peristaltismo hará avanzar los residuos hacia el recto y se logrará su expulsión diaria.

Agua. Cantidad ideal en la dieta

Otro alimento también funcional es el agua. Todas las reacciones químicas que se realizan en los organismos de los seres vivos tienen lugar en medio acuoso: así, la digestión de los alimentos y el metabolismo. En consecuencia, los líquidos secretados por nuestro cuerpo tienen como vehículo el agua, sean las lágrimas, la saliva, los jugos digestivos, la sangre, la orina, el sudor... Estas consideraciones nos llevan a hacernos comprender la importancia que tiene el agua en nuestra dieta.

Se ha estudiado por los nutricionistas cuál es la cantidad que hemos de tomar diariamente de este alimento, y se ha visto que entre un litro y medio y dos, incluyendo en este volumen la que tomamos con la leche, en los zumos de frutas, sopas, verduras, etc.

Todavía hay personas que creen que el agua engorda y procuran tomar la menos posible. Lo que las hace aumentar de peso es la retención de la misma por el organismo, pero ello no depende de la cantidad de líquido que se tome, sino de que haya un problema que origine esta retención, aparte de algunas enfermedades, y entonces es el médico el que debe decir lo que se tiene que hacer. Nuestro cuerpo puede acumular agua por tomar demasiada sal común en las comidas o con aceitunas, embutidos, conservas, etc., y por ir estreñido de vientre, con la consiguiente formación de sustancias tóxicas, fermentaciones y putrefacciones que sufren los residuos de la digestión en el intestino grueso. Se puede fijar agua también cuando padecemos lo que se ha llamado estrés, es decir, angustia, ansiedad, sufrir por alguna cosa.

Yo conozco personas que, siguiendo una dieta de adelgazamiento muy estricta y pasando hambre en consecuencia, al cabo de ocho días de apenas comer, habían ganado 300 ó 400 gramos de peso. En realidad, no habían engordado, pues con aquella dieta de poquísimas calorías estaban quemando grasas e incluso quemando músculo; pero el sufrimiento que les provocaba el comer tan poco les originaba descargas de adrenalina superiores a las normales, ensuciándose la sangre en consecuencia. Las sustancias tóxicas para los tejidos hacen que estos reaccionen fijando agua a fin de diluirlas y así no sean tan nocivas.

Esta es la explicación de por qué algunas personas engordan cuando tienen preocupaciones del origen que sea: trabajo, enfermedades en la familia, problemas monetarios... e incluso sensación de hambre debida a seguir un régimen de adelgazamiento muy estricto o mal planificado. No es que acumulen grasa en este caso, sino que retienen agua, que naturalmente pesa: un litro, un kilo.

En ocasiones, el estrés provoca hambre, y hay individuos (sobre todo mujeres, que por lo general tienen la tentación más a mano) que cuando están angustiados por algo o simplemente insatisfechos de su vida, se ponen a comer de una manera incontrolada. Estas personas deben aprender cuáles son los alimentos que llenan más sin ser extraordinariamente energéticos. Tal es el caso del pan muy integral, las galletas de soja, comer una zanahoria o apio crudos, una manzana... Además, si esto sucede a mujeres de media edad que ya tienen los hijos crecidos y, debido a ello, han disminuido las faenas domésticas, quedándoles tiempo libre, sobre todo por las tardes, es aconsejable para ellas salir a pasear.

Todos debemos caminar unos 5 ó 6 kilómetros al día —como mínimo—, y a buen paso si es posible. Además, ¿cuántas personas conocen bien los museos de la ciudad en que viven? Es cierto que ver museos no es una medicina que se pueda recomendar a los habitantes de los pueblos, pero estos tienen la ventaja de poder caminar por los campos con una atmósfera limpia.

Dado el caso de que una persona retenga agua, le interesa saber qué alimentos son diuréticos, y entre ellos tenemos las cebollas, espárragos, apio, puerros. También ha de saber que puede tomar infusiones de hierbas que tienen esta cualidad, entre ellas la llamada *herba prima* (*Asperula cynanchica*), la cola de caballo (*Equiseto*), la cabellera de panocha (estigmas de maíz), etc. También las personas a las que no afecta a los nervios pueden tomar té, pues esta infusión, además de estimulante, es muy diurética. Únicamente les aconsejo una prevención: les recomiendo que lo preparen con un agua que no lleve cal ni cloro y lo compren en latas, pues es mucho más aromático que el de saquitos.

Oxígeno

Este elemento se necesita en todas las combustiones. De la misma manera que el carbón, la leña o el butano no arderían en ausencia de aire, o sea, sin oxígeno, para quemar la glucosa y las grasas, es decir, los alimentos que nos suministran energía, necesitamos este gas que tomamos en la respiración.

El aire puro tiene un 21 por 100 de oxígeno mezclado con nitrógeno, y en él también hay vapor de agua, anhídrido carbónico y pequeñas cantidades de gases nobles (helio, neón, argón...). Al entrar este aire en los pulmones, fijamos en la hemoglobina de la sangre (que es la sustancia que llena los glóbulos rojos y les da el color) parte del oxígeno que hemos aspirado, y el aire que expulsamos al hacer la espiración solo tiene un 17 por 100 de este elemento. En los pulmones también, al tiempo que la sangre se oxigena, se limpia de anhídrido carbónico, que es el gas que, junto con el agua, se produce en nuestro cuerpo al quemar los azúcares y las grasas. El aire puro contiene una pequeña cantidad de anhídrido carbónico, pero el que sacamos de los pulmones lleva un 4 por 100 de este gas y una cantidad mayor de vapor de agua del que hay en el exterior, lo que se pone de manifiesto cuando dirigimos el aliento hacia un cristal frío en el que vemos cómo se condensa, o sea, se vuelve gotitas de agua, el vapor que sacamos. También esto se ve en invierno, cuando se forma una nube de gotitas condensadas con el aliento de las personas y animales.

Como el oxígeno es esencial para la actividad de nuestro cuerpo, incluida la cerebral, se entiende enseguida la importancia de este alimento gaseoso, que es primordial para poder realizar bien nuestro trabajo físico y mental. Hay un dato (que por lo que voy viendo en el trato con las personas, conocen muy pocas), y es que alrededor de un 22 por 100 del oxígeno que tomamos lo consume nuestro cerebro en su actividad. Por ello es interesantísimo tenerlo en cuenta en aquellos despachos cerrados, ocupados por muchas personas, que quizá, además están fumando. También en los colegios, en la pausa de media mañana las ventanas deben abrirse para que los estudiantes encuentren el alimento que su cerebro necesita para quemar la glucosa que les está suministrando el bocadillo que han tomado y poder prestar atención y pensar.

Es interesante tener en cuenta que para la actividad intelectual se necesitan también proteínas y fósforo. Por ello, en el desayuno no deben faltas la leche, queso, jamón o huevos, que son alimentos ricos en esos nutrientes. El ideal es levantarse y tomar un huevo con jamón, pan integral, fruta y leche con cacao, té, café o malta. Naturalmente, estoy refiriéndome a una persona cualquiera sin problemas metabólicos.

A media mañana se puede tomar un bocadillo con quesos medio cremosos (es decir, con un 20 o un 30 por 100 de grasa), si no hace mucho frío, porque evitamos el exceso de grasa animal para no hacer acumulaciones de la misma en las arterias. Puede parecer esto una exageración, el empezar a dar quesos con poca grasa a los niños o jóvenes; piensen que he dicho «si no hace mucho frío», que se puede traducir por si no la necesitan para calentar su cuerpo. Además, estos quesos, al tener una menor proporción de grasa, aumentan la de sus proteínas, que ya he explicado que los muchachos deben tomar para estudiar y pensar.

Norteamérica es una nación muy extensa y en ella hay Estados con temperaturas muy bajas, otros templados e incluso zonas muy cálidas. Es el país en que existe más mecanización, automatización y calefacción acondicionando los lugares de trabajo, viviendas y coches; los tractores de los agricultores de las zonas frías van cerrados con cabinas de plástico que les protegen del frío y del viento. Sin embargo, la dieta americana tiene como denominador común un consumo altísimo de leche, mantequilla, nata, crema, pasteles, helados, batidos, quesos y huevos. El resultado de esta alimentación tan rica en proteínas y en grasa animal ha sido unos individuos altos, fornidos, con una apariencia física muy saludable, que cuando morían a los veinte o veintitantos años en Vietnam se veía que sus arterias estaban en parte obstruidas por depósitos de grasa y colesterol.

Es más, en la actualidad las estadísticas (a las que ellos son muy aficionados) muestran que uno de cada dos norteamericanos de más de cuarenta y cinco años muere de un problema cardiaco o vascular: infartos, apoplejías, hemiplejías, flebitis... Además, a excepción de Kennedy, que era un hombre joven, basta repasar la causa de la muerte o las enfermedades que han tenido los distintos presidentes que hemos conocido: Eisenhower, Johnson, Nixon... para darnos cuenta de ello.

En la actualidad, y a finales·del siglo XX, ellos también fueron conscientes de los problemas ocasionados por una alimentación con exceso de azúcar y grasas saturadas, y al menos en las personas más preparadas se han adoptado unos hábitos alimentarios más higiénicos, consumiendo preferentemente aceites ricos en ácidos grasos poliinsaturados.

Volvamos al oxígeno, que es el elemento que, debido a su necesidad para estudiar y pensar, nos ha llevado a la consideración de los otros alimentos necesarios para realizar en buenas condiciones el trabajo mental.

El oxígeno puede faltar en nuestro cuerpo:

a) Porque estemos en una atmósfera viciada en la que, debido a la respiración de muchas personas o a la combustión de estufas o calentadores, o a que falta ventilación, la proporción de este gas en el aire haya disminuido notablemente.

b) Porque tengamos una deficiencia de hierro en la sangre; en efecto, este mineral es el que fija el oxígeno que penetra con el aire en nuestros pulmones. Si tenemos falta de glóbulos rojos en la sangre, o la cantidad de hemoglobina de los mismos es menor de lo normal, no podemos fijar la cantidad de oxígeno que nuestro organismo necesita para realizar sus combustiones y reacciones químicas oxidativas.

c) El oxígeno puede faltar asimismo en nuestro cerebro si se tiene la presión sanguínea baja.

d) También cuando el riego sanguíneo está dificultado porque tenemos las arterias parcialmente ocluidas por ateromas de grasas saturadas (sólidas) y de colesterol.

e) Por tener los bronquios atascados o problemas pulmonares debidos a una enfermedad o al tabaco.

f) Cuando, debido a la formación de un coágulo sanguíneo, o trombo, quede una zona de nuestro cuerpo o de nuestro cerebro faltos de riego; ahora bien, en este caso, faltan el oxígeno y los demás nutrientes.

Si una persona entra en alguno de los apartados a), b), c), d), e), y f), las manifestaciones de esa insuficiencia son: sueño, cansancio, falta de vitalidad e imaginación, la actividad resulta penosa y se prefiere estar sentado o mejor echado sin hacer nada. Naturalmente, estos síntomas son más o menos acusados según la deficiencia de este elemento sea mayor o menor.

Es curioso que en los tratados de nutrición no siempre se habla de este alimento, el oxígeno, con la extensión que se merece. Quizá porque no lo compramos y pagamos, pasa un poco olvidado, pero su importancia es la de cualquier otro nutriente.

4
Cereales y derivados. Harinas

Llamamos harinas al producto obtenido en la molienda de ciertos alimentos. Las más usadas en el mundo son las obtenidas a partir de los cereales: trigo, avena, cebada, centeno, arroz, maíz y mijo.

En los países occidentales el cereal que más se cultiva es el trigo, pues con su harina se fabrica el pan, bollos, los productos de pastelería, las pastas para sopa, macarrones, tallarines... La avena y cebada se utilizan más en el cebamiento de animales como aves, cerdos, terneros y en el suplemento que se da en forma de piensos al ganado vacuno mayor. La avena, en América y en algunas naciones europeas, se toma mucho en forma de copos, es decir, el grano completo aplastado, con el desayuno; este cereal es laxante, y también su harina se utiliza con esta finalidad en las papillas de los bebés.

El centeno se usa en áreas lluviosas con suelos más bien silíceos, en los que no crece bien el trigo, y solo, o generalmente mezclando su harina con la de este, se usa para hacer un pan moreno que, en general, es menos apreciado por la mayoría de la población que el blanco.

La harina de arroz se utiliza para papillas, sobre todo en los niños que van ligeros de vientre, pues tiene una suave acción astringente; pero el arroz en forma de grano, es el cereal consumido en mayor proporción, con enorme diferencia en relación con los demás, en los pueblos orientales. Este cereal es la base de la alimentación de China, India y Japón y otros países orientales, y en algunos casos, desgraciadamente, la única comida en ciertas regiones pobres de los mismos.

El arroz también se cultiva en zonas mediterráneas y en América, siendo muy apreciado por resultar un plato que en sí es muy digerible y que se puede completar en multitud de preparaciones con carnes, pescados, mariscos, o con todos a la vez, como en la paella; se presenta en otras ocasiones con verduras, con guisos de riñones por ejemplo, y el llamado arroz blanco se consume muchísimo con huevos, tomate y hasta plátanos fritos en ciertos países americanos; este plato tan completo se ha adoptado prácticamente en todo el mundo, pues es una comida equilibrada en cuanto a nutrientes y muy apetitosa. El arroz blanco también se utiliza mucho como acompañamiento de otros guisos: pescados, pollo, hígado...

La harina de maíz tostada se consume mucho en desayunos y la maicena en la preparación de postres y cremas, pues hace los bizcochos, natillas y bechameles, muy suaves, delicados y de agradabilísimo paladar. Hay países en los que comen las mazorcas cocidas o asadas y los granos enteros tostados.

El mijo es un cereal consumido casi exclusivamente en ciertas zonas de África.

La harina seca o el grano de cereales nos suministran cuatro calorías por gramo, y esta energía va fundamentalmente destinada a producir trabajo. El resultado de la digestión de las harinas blancas nos proporciona casi exclusivamente glucosa, que en el capítulo anterior vimos que es el combustible a partir del cual se hace la contracción muscular y con ello nos movemos y realizamos trabajo. También obtenemos una pequeña cantidad de proteínas, pero estas son pobres en lisina, que es un aminoácido esencial que nuestro organismo es incapaz de fabricar y que por ello hemos de tomarlo con los alimentos. La leche es rica en lisina, y por ello el pan se complementa muy bien con leche o queso. El grano de trigo completo está formado por una cubierta de color tostado en la que hay minerales, vitaminas y celulosa, mientras que la parte más interna del mismo está constituida por almidón fundamentalmente y algunas proteínas, entre las cuales la más abundante es la llamada gluten.

Cuando después de la molienda se efectúa el cernido de la harina, para la alimentación humana solo suele aprovecharse alrededor del 70 por 100 de la misma, con lo que la harina está constituida casi únicamente por almidón. Esta harina, para los industriales, tiene las cualidades de que es muy buena de panificar y de fácil conservación.

La parte que queda con el salvado es rica en celulosa, minerales como hierro y magnesio, vitaminas (singularmente complejo B, y el germen contiene además un aceite con vitamina E, proteínas y enzimas).

Debido a que para los industriales harineros y en los hornos de pan es más fácil la conservación de la harina blanca, y también a que la mayor parte de la población rechaza el pan moreno, el pan blanco es el que predomina en la alimentación de los países llamados desarrollados. Este pan, como consecuencia de lo expuesto, es pobre en vitaminas y minerales y en algunos Estados norteamericanos y en Inglaterra durante la Segunda Guerra Mundial se enriqueció con vitaminas del complejo B y hierro. El pan integral preparado con harina de granos completos cuesta más de digerir que el blanco, ya que los enzimas que han de ir deshaciendo las moléculas de almidón se encuentran con que estas están metidas entre fibras de celulosa y los productos resultantes de esta digestión pasan más lentamente a través de esas fibras que si no estuvieran, por lo que su absorción por la pared intestinal también es más lenta. Este hecho es una ventaja para los diabéticos y los que siguen un régimen de adelgazamiento, pues sienten sensación de plenitud más tiempo que consumiendo pan blanco. Y a todos el pan moreno proporciona más vitaminas, minerales y celulosa que el blanco.

El pan fresco tiene alrededor de un 50 por 100 de almidón, algo de proteínas (prácticamente no lleva grasa), sal y alrededor de un 40 por 100 de agua. Cien gramos de pan nos suministran 260 calorías; en cambio, cuando se presenta en biscotes, las calorías suben a 422 por 100 gramos de los mismos. Los bollos y tortas hechos con mantecas y margarinas tienen más calorías que el pan, y tantas más cuanto mayor sea su proporción de grasa o aceites.

Las pastas de sopa y las llamadas pastas italianas, como macarrones, tallarines, espaguetis, etc., están hechas fundamentalmente con harina blanca de trigos duros, aunque haya especialidades con huevo y otras enriquecidas en gluten que es la proteína más abundante en el trigo.

Los productos de pastelería están hechos a base de harina de trigo, generalmente azúcar, mantequilla o margarinas, huevos, nata y chocolate, por lo que su poder calórico aumenta con la proporción de yemas y grasas que contengan los mismos.

Hemos visto la composición del grano de trigo; de los otros cereales podemos decir algo parecido. Los granos descascarillados y las harinas blancas son pobres en minerales y vitaminas, hasta el punto que en pueblos orientales, cuya alimentación básica es el arroz sin cascarilla, existe la enfermedad del beriberi que es debida a la carencia de vitaminas del complejo B; en cambio se observó que países también muy pobres en los que la alimentación estaba basada en el consumo de arroz completo no se presentaban este problema.

Féculas: patatas, boniatos y castañas

Lo que llamamos en nuestro lenguaje corriente féculas, no es ni más ni menos que almidón, al igual que las harinas de las que hemos hablado; de modo que para el dietista los alimentos como el arroz, el pan, las pastas italianas (macarrones, tallarines, etc.), las patatas, los boniatos, castañas... son almidón, almidón, almidón... es decir, glucosa cuando los hemos digerido. Las frutas y el azúcar corriente también nos suministran glucosa —aunque de una manera mucho más rápida—; el azúcar de algunas frutas como la uva es glucosa pura y en otras está mezclada con fructosa.

Entonces podemos decir que los alimentos farináceos o feculentos, y en cierto modo las frutas y mermeladas, son alimentos energéticos fundamentalmente. Por ello, en el desayuno, va bien tomar frutas o mermeladas, pues nos reponen enseguida la glucosa de la sangre, pero no debe ser ese nuestro único alimento por la mañana, y menos para los estudiantes y los que hacen un trabajo mental que necesitan, además de glucosa, fósforo y proteínas; ya anteriormente he dicho lo que considero un desayuno completo, y después de saber que el pan o los bollos y las mermeladas nos suministran fundamentalmente glucosa, comprenderán que si su hijo estudia o su esposo hace un trabajo de tipo intelectual, no debe ponerle para que tome a media mañana pan con mermelada, miel o membrillo, sino pan con queso, con tortilla o con jamón. Sería distinto si su hijo fuera a andar mucho, o hacer gimnasia o a nadar; en estos casos, habrá hecho un gran consumo de glucosa, y las frutas, la miel y la mermelada le repondrán rápidamente la misma. Piense también que si con el ejercicio suda mucho, debe reponer asimismo la sal que encontrará en las aceitunas o el jamón.

Minerales y vitaminas que los cereales aportan a la dieta

Las harinas blancas y alimentos preparados con las mismas nos suministran casi almidón puro con alguna proteína desequilibrada en cuanto a su contenido en aminoácidos esenciales: así, el trigo es pobre en lisina, el maíz en metionina y el arroz en treomina y triptófano. Por esta razón, es muy corriente hoy en día encontrar, para los niños pequeños, papillas preparadas a base de mezclas de cereales en las que se busca compensar estas deficiencias.

En cambio, los cereales completos llevan más proteínas (que provienen del germen), algo de aceite, que tiene el mismo origen y que es rico en vitamina E, vitaminas del complejo B, fósforo, hierro y magnesio. Las patatas son ricas en potasio y el maíz lleva vitamina A.

Alergia al gluten

Sabemos que hay muchos niños que mueren antes de los tres años como consecuencia de diarreas; estas pueden tener origen infeccioso, o sea, producidas por microbios, pero en otros casos se deben a que esos niños no digieren la lactosa (que es el azúcar que lleva la leche) porque no producen el enzima capaz de digerirla, que en este caso es la lactasa. Hay muchos enzimas, ya expliqué que antes se llamaban fermentos, cuya denominación es la de la sustancia sobre la que actúan con la denominación «asa». Así, el enzima que desdobla el almidón es la amilasa; el de la sacarosa, la sacarasa, y el del azúcar de la leche, la lactasa.

Por eso hoy día se encuentran preparados de leches y papilla para niños con este problema.

Pero aún hay más; en 1950 una doctora holandesa se dio cuenta y estuvo haciendo estudios al respecto de que había niños a los que la harina de trigo, destruía la mucosa intestinal. En innumerables pruebas se vio que era la proteína del trigo, que se llama «gluten», la causante de las lesiones en las vellosidades intestinales. Estos niños, en consecuencia, no pueden hacer bien la digestión de los alimentos ni la absorción de los nutrientes, presentando diarreas continuas y, en los casos graves, muriendo.

Tienen gluten, además del trigo, la avena, la cebada y el centeno, y por ello todas las papillas preparadas con alguno de esos cuatro cereales deben ser totalmente excluidas de la dieta. El problema se agrava en el momento en que los niños quieren comer pan, fideos, macarrones, galletas y pasteles, cuando han crecido y ven lo que comen los otros niños en la calle o en los colegios.

Deben saber los padres que tienen este problema que, en general (salvo lo que les diga su médico), esta alergia al gluten, o alergia al trigo como la llaman algunos, no tiene cura, porque es un defecto genético y, en consecuencia, vale más que le digan a su hijo o hija que ellos no podrán tomar nunca pan y pasteles de los que se encuentran en el comercio, pero que podrán comer los hechos en casa con harina de arroz y maíz. Así se hacen a la idea, de una vez para siempre, de lo que no deben tomar nunca y no andan probando y recayendo.

En efecto, las personas con alergia al gluten pueden hacer comidas con arroz y maíz aunque son cereales y, en consecuencia, todos los bollos, bizcochos, pasteles y tortas hechos con sus harinas.

En las casas en las que se da este problema deben acostumbrarse a hacer la bechamel, las croquetas y en general todas las salsas, cremas o purés que lleven harina, con las de maíz o de arroz. Es más, para envolver las croquetas pueden utilizar los llamados *corn flakes*, que son maíz inflado y tostado, o los de arroz, pasados por un pasapurés. Esa ralladura es una envoltura riquísima para croquetas, carne empanada, etc., muy útil para las personas de que estamos hablando.

Las legumbres se pueden tomar todas, así como las patatas, frutas y verduras sin excepciones.

Las madres que tienen hijos alérgicos al gluten deben aprender a preparar bizcochos hechos con harina de arroz o maicena y pueden hacer tartas con los mismos y crema (hecha en casa) o nata. Incluso pueden tomar cacao que debe ser puro, pero no chocolate en polvo, si este lleva harina para espesarlo.

Naturalmente, debe esperarse a que en el niño cesen las diarreas y regenere la pared intestinal antes de darles nata o cacao.

En la actualidad se encuentran harinas de trigo desprovistas de gluten, que son almidón puro, pero utilizando las de arroz o maíz puede solventarse el problema.

También pueden tomar esos niños dulces hechos con merengue y almendras molidas. Estos postres y galletas caseros pueden reservarse para tomar a media mañana y en la merienda que se hace en el colegio. En el desayuno y meriendas hechos en casa pueden dárseles los ya citados maíz y arroz inflados y tostados que acompañarán a la leche, yogur o requesón.

Cuando van de excursión se les debe preparar la tortilla de patatas, para que no echen tanto de menos el pan, y la carne empanada, con el rebozo que he explicado antes para las croquetas.

También es un problema qué tomar cuando crecen y van con amigos que compran bocadillos. Deben saber que pueden pedir en los bares: patatas, ensaladilla, aceitunas, almendras, cacahuetes, trozos de tortilla, también comprar palomitas de maíz y merengues en las pastelerías. En estos establecimientos la madre debe preguntar qué pastas o turrones no llevan absolutamente nada de harina de trigo.

Legumbres

Las lentejas, judías, garbanzos, guisantes y habas son legumbres, o sea, semillas de plantas leguminosas. También lo es la soja, que se cultiva mucho en Extremo Oriente y también en América, pues entre todas es la más rica en proteínas y tiene un aceite muy interesante desde el punto de vista dietético.

Las legumbres cocidas nos suministran un 20 por 100 de glúcidos, que fundamentalmente es almidón como en el caso de los cereales. Por esta circunstancia, en cierto modo podemos colocarlas en este capítulo, aunque, como veremos, también se los puede considerar como alimentos proteicos. Las legumbres cocidas resultan indigestas para algunas personas por su piel. En este caso se pueden tomar en forma de sopas espesas, pasándolas por un pasapurés en el que quedan las pieles encima. (No una batidora que destroza las pieles, pero que quedan mezcladas con el puré). Otras veces, lo que las vuelve de difícil digestión es la grasa de cerdo que las acompaña, venga del tocino, chorizo o morcillas que se es echan en el guiso. Como en la actualidad hay muchas personas a las que se les ha prohibido todos los alimentos que se hacen a base de carne y grasa de cerdo, y las legumbres son un alimento muy interesante desde el punto de vista dietético, hay que aprender a guisarlas de manera que resulten sabrosas y no lleven grasa, sino aceite.

Las lentejas y judías se ponen con el agua fría, habiéndolas tenido toda la noche en remojo, y se echa una cebolla, una zanahoria, media cabeza de ajos (o una, si la cantidad es grande) y un tomate. Se añade un chorrito de aceite y se deja que se vayan cociendo a fuego muy lento; si gusta, cuando están bastante hechas pueden ponerse unos trozos de patata. Cuando están blandas se fríe un poco de cebolla y allí se pone la zanahoria, la cebolla cocida y los ajos y luego ese revuelto se pasa por un pasapurés y se añade a las judías. Para los jóvenes pueden cocerse los chorizos aparte y asarse o freírse las morcillas, que se sirven en otra fuente y así no untarán con su grasa todo el guiso. Esta manera de cocinarlas, aparte de que las hace muy sabrosas, permite que se puedan dar en cantidades moderadas a personas con problemas de colesterol o grasas en la sangre, y en forma de puré a los que tienen dificultades digestivas.

Los garbanzos, después de estar en remojo toda la noche, deben añadirse al agua cuando esta hierve y procurar que arranquen rápidamente de nuevo el hervor, pero después que vayan cociéndose lentamente. Les da muy buen sabor la zanahoria, cebolla y ajos, que se pasarán, como en el caso de las judías y lentejas, por el pasapurés cuando estén blandos. Como media hora antes de comerlos, se les puede añadir arroz, acelgas o espinacas.

Cuando los alimentos feculentos resultan de difícil digestión y forman gases, va bien tomar una infusión con achicoria, menta, manzanilla, anises e hinojos.

Cantidad de estos alimentos que se debe tomar

Se considera que una mujer con actividad normal debe tomar entre 2.100 y 2.300 calorías, y un hombre entre 2.500 a 2.700. Estas deben repartirse, según las normas que nos da la dietética, más o menos del siguiente modo: algo más de la mitad de las mismas en forma de glúcidos, y el resto entre grasas y proteínas como veremos. Es decir, una mujer tomará unas 1.200 calorías procedentes de los azúcares y almidón que consuma a lo largo del día.

Si tomamos más glúcidos de los necesarios para realizar nuestro trabajo, el cuerpo transforma en grasa el exceso y lo acumula bajo la piel, rodeando el corazón, en el vientre, etc. Hay también una pequeña cantidad que almacenamos en el hígado y en los músculos, uniendo moléculas de glucosa de forma muy parecida a como lo hacen los vegetales para formar almidón.

Esta sustancia de reserva se llama glucógeno y también almidón animal.

Cuando, debido al ayuno o por hacer mucho ejercicio físico, se ha consumido la glucosa y baja su tasa en la sangre llegando al límite inferior, secretamos una hormona que hace que el glucógeno se deshaga en sus componentes y envíe glucosa a la sangre. Naturalmente, ello ocurre mientras no hayamos gastado las reservas del hígado y musculares.

También podemos obtener energía de la reserva de grasas de nuestro cuerpo; por ello hay dietas de adelgazamiento que suprimen total o parcialmente los glúcidos en la alimentación. La supresión total de hidratos de carbono suele conducir a desequilibrios en el metabolismo, apareciendo compuestos cetónicos en la orina y ocasionándose trastornos más o menos pasajeros y más o menos graves en el hígado.

Si el ayuno fuera prolongado, también podemos destruir tejidos del organismo; como estos están formados por proteínas, deben sufrir en el hígado una transformación que les quita en nitrógeno y luego se queman de la misma manera que los glúcidos y las grasas. El nitrógeno lo convierte el hígado mismo en urea y parcialmente en ácido úrico; por eso, después de una «dieta de hambre» algo prolongada, es frecuente la aparición de dolores reumáticos debidos al exceso de ácido úrico en la sangre que forma depósitos en los músculos o en las articulaciones.

Es muy corriente que cuando la gente piensa disminuir la cantidad de glúcidos que va a tomar, suprima el azúcar y algo el pan, pero que se atiborre de frutas. Conozco muchas personas que, con la idea de adelgazar, comen mucha fruta y verdura; esta última sí, es sana y nos llena, proporcionándonos celulosa, minerales y vitaminas. Pero las frutas deben tomarse con moderación cuando se quiere perder peso y preferir las manzanas, que pueden tomarse crudas, hervidas sin azúcar o asadas; de estas dos últimas maneras las manzanas son algo laxantes, mientras que crudas resultan astringentes.

Entre las verduras las hay que contienen también bastante azúcar, principalmente la remolacha.

5
Aceites y grasas.
Diferencia entre unos y otras.
Comportamiento de los aceites
en el organismo

Las grasas son unos alimentos energéticos que nos suministran nueve calorías por gramo; si son líquidas, se llaman aceites, y si son sólidas o pastosas, a la temperatura ordinaria, reciben el nombre de grasas. Es decir, los aceites son grasas líquidas. El porqué unas grasas son más espesas que otras, depende de que en su composición predominen unos ácidos grasos u otros, como iré explicando.

A las grasas a veces se les llama lípidos, porque químicamente entran en un grupo de compuestos denominados así; ahora bien, las grasas son lípidos, pero no todos los lípidos son grasas. Por ejemplo, el colesterol y el caroteno (que hay en las zanahorias y verduras), así como las lecitinas y cerebrósidos —que forman parte del tejido nervioso, y por ello son constituyentes del cerebro y nervios—, son lípidos también. Todos estos compuestos son solubles y miscibles entre sí, y ya en anterior ocasión he dicho cómo los ateromas que obstruyen las arterias son depósitos de lípidos formados por grasas sólidas y colesterol.

Las grasas (y por tanto los aceites) las utilizamos fundamentalmente para quemarlas y así obtener el calor que mantiene la temperatura de nuestro cuerpo constante (a unos 37 °C), sea cual fuere la del exterior.

También las usamos como sustancias de reserva almacenándolas en distintas partes de nuestro cuerpo y bajo la piel, de donde se liberan si faltan alimentos, pues con ellas nuestro organismo puede formar ácido acético para obtener energía, aunque no proteínas. Debe quedar bien claro una cosa fundamental: tomando glúcidos, es decir, hidratos de carbono, podemos fabricar grasas; podemos tomar proteínas y, con el exceso de estas, obtener energía, después de que hayan sufrido una transformación en el hígado que les quita el nitrógeno que llevan las proteínas. Por eso hay países en los que sus habitantes comen una cantidad suficiente de arroz, por ejemplo, e incluso aceites, como para no sentir hambre. Sin embargo, están desnutridos porque, por más hidratos de carbono y grasas que puedan tomar, no pueden fabricar las proteínas que necesita su cuerpo.

Las grasas son unos alimentos importantísimos en la dieta, pues nos suministran ácidos grasos esenciales que son unas sustancias necesarias para nuestro organismo pero que este no las puede fabricar, por lo que hemos de tomarlas ya hechas. Asimismo, son fuente excelente de las vitaminas llamadas liposolubles (que significa solubles en los lípidos) y que son las: A, D, E y K.

Por ello, y aunque sean alimentos que nos suministran muchas calorías, nunca deben suprimirse totalmente en la dieta; incluso en las de adelgazamiento deben tomarse como mínimo entre 50 y 60 gramos diarios, contándose, dentro de esa cantidad, las que llevan los alimentos en sí como las nueces, almendras, avellanas, la leche completa y quesos, algunas carnes y pescados, etc.

Las grasas, además, son muy interesantes porque tienen un gran poder de satisfacción, es decir, nos llenan, y como se tarda algún tiempo en hacer su digestión, no sentimos hambre durante unas horas cuando en la comida hemos tomado grasas o aceites. Nunca hay que olvidar que para trabajar o estudiar a gusto con eficacia no debemos sentir que tenemos aparato digestivo; no hemos de tener sensación de hambre ni de excesiva plenitud.

Si hacemos un desayuno sin grasa, al poco rato ya notamos como un agujero en el estómago. Por ello, dejando aparte el desayuno que recomiendo a las personas sin problemas en su metabolismo (huevo frito, jamón, leche con cacao, té, café o malta, fruta y pan integral), a aquellas que tienen problemas de exceso de colesterol, grasa en la sangre o trastornos circulatorios, les recomiendo que unten con aceite el pan de su desayuno, ya que les aconsejo que tomen queso y jamón sin grasa y leche descremada.

Problemas que puede ocasionar el consumo inadecuado de grasas saturadas sólidas

Cuando tomamos grasas y aceites, con la intervención de la bilis procedente del hígado y de un enzima que fabrica el pán-

85

creas, llamado lipasa (de lípidos y la denominación «asa»), hacemos su digestión y las transformamos en sus componentes, que son glicerina (o glicerol como se prefiere llamarle ahora) y ácidos grasos. Tanto la primera como estos ya son capaces de atravesar la barrera intestinal, pero, y esto es muy importante, debemos tener en cuenta que en la misma pared intestinal vuelven a unirse el glicerol con los ácidos grasos y gran parte de las grasas pasan reconstituidas al torrente circulatorio.

Pensemos, entonces, en los siguiente: si hemos puesto aceite en nuestra comida, pasarán aceites a la sangre, pero si lo que hemos tomado han sido grasas sólidas, tendremos grasa de este tipo en el torrente circulatorio.

Imaginémonos ahora lo que pasa en el interior del mismo; aunque algunos lípidos van unidos a ciertas proteínas, las grasas tienden a unirse entre sí y formar partículas relativamente grandes.

Debido a que hoy día somos muchas las personas que trabajamos encerradas en despachos y oficinas, e incluso las fábricas están acondicionadas con aire u otros medios de calefacción, gran parte de la población no necesitamos quemar gran cantidad de grasas para mantener la temperatura de nuestro cuerpo, por lo que estos alimentos, podríamos decir, son rechazados por nuestras células y van alargando su viaje hasta conseguir depositarse en los lugares en que nuestro organismo suele hacer acúmulos de grasas. Podemos decir que, debido a las circunstancias de la vida moderna, las grasas hacen un viaje más largo del debido por nuestras arterias. ¿Qué puede suceder y qué está ocurriendo en ese viaje de las grasas? Las paredes de las arterias, al envejecer, se vuelven más ásperas con células medio desprendidas y con depósitos de pequeños coágulos de sangre y ateromas de lípidos. Entonces las grasas sólidas o pastosas, cuando encuentran un obstáculo en su camino, se depositan, haciendo que este sea mayor. Además, como los obstáculos que corrientemente encuentran son otras grasas sólidas y colesterol y los lípidos tienden a agruparse formando partículas mayores, estas constituyen masas untosas sólidas si sus componentes tienen esta consistencia. En cambio, si en nuestra alimentación predominan los aceites, al ser estos líquidos no formarán estos depósitos ya que circulan con fluidez.

El resultado es el conocido: las grasas sólidas y el colesterol forman unos forros grasientos que van obstruyendo las arterias.

¿Y las grasas líquidas? Ciertas de entre ellas son la medicina para deshacer los ateromas grasosos de las arterias. Precisamente por la misma propiedad a la que nos hemos referido, de que todos los lípidos son solubles entre sí, si dejamos de consumir grasas sólidas y pastosas disminuyendo la cantidad total de las mismas y tomamos aceites muy fluidos, estos poco a poco irán arrastrando las moléculas de grasas sólidas y conduciéndolas a los lugares donde serán quemadas. ¿Qué aceites son los mejores con esta finalidad? Aquellos que podríamos llamar muy «líquidos» y que los químicos decimos son muy insaturados o que tienen muchos dobles enlaces.

Grosso modo, las grasas sólidas coinciden con las de origen animal: de vaca y buey, cordero, cerdo... mientras que los aceites suelen tener origen vegetal. Pero hay muchos aceites vegetales, ¿cuáles escoger? Si una persona no tiene problemas de colesterol ni exceso de lípidos en la sangre, cualquiera de los que encontramos en el comercio: oliva, girasol, etc. Pero si hay problemas circulatorios interesa que los aceites que tomamos sean, digámoslo así, muy líquidos, o sea, muy fluidos. La facultad de ser menos espesos se debe a la proporción mayor de un ácido graso, que es el ácido linoleico, al cual como tiene dobles enlaces se le llama poliinsaturado. Si llego a estos detalles y me meto con tales nombres científicos, es porque estos ya han saltado a la calle. En algunas latas de aceite, suele aparecer este reclamo: «Rico en ácidos grasos poliinsaturados», y hay otras en las que se lee: «Con un alto contenido de ácido linoleico». Si los envases hablan de ello, ustedes tienen que saber su significado.

Entre los aceites más ricos en ácido lenoleico, y por tanto más fluidos, que pueden encontrarse en todos los comercios, están el de maíz, girasol y de soja.

Está comprobado que las personas de los países en los que predominan en su cocina las grasas saturadas (como mantequillas, sebos y grasas de cerdo), son más propensas a tener alta la tasa de colesterol en la sangre. En cambio, ese trastorno es raro entre aquellas que consumen aceites.

El colesterol puede tomarse también ya hecho con ciertos alimentos como: la langosta, cangrejos, camarones, sesos, yema de huevo, mantequilla, queso, corazón, riñones, hígado, pero parece ser, según ciertos biólogos, que no es tan fácilmente absorbible por la mucosa intestinal como las grasas.

Otras personas lo fabrican ellas mismas en cantidades excesivas, a partir de los azúcares; estas, que son aquellas a las que el médico dice que tienen colesterol endógeno, o sea, que ellas mismas lo forman, deben evitar los azúcares en grandes cantidades y en consecuencia no deben abusar de las frutas y mucho menos de la uva. Estos pacientes, al menos hasta normalizar su tasa de colesterol, deben hacer más o menos la dieta recomendada en los diabéticos.

Las grasas de los pescados son líquidas, de hecho suelen llamarse aceites de pescado, y son ricas en ácidos grasos poliinsaturados, lo cual significa que no solo se pueden tomar, sino que es conveniente hacerlo. El aceite de sardina, concretamente, es tan insaturado como el de maíz, por lo que estas, las anchoas y en general los otros pescados, pueden ser consumidos por las personas con tasa alta de colesterol siempre que no los tengan prohibidos por padecer otro desequilibrio.

A la inversa, aunque los aceites de palma, coco y la manteca de cacao tiene origen vegetal, no son recomendables a las personas que tienen depósitos de grasas en las arterias, por abundar en ellos los ácidos grasos saturados y resultar espesos. Tampoco deben consumirse las almendras y cacahuetes, pero sí las nueces. El aceite de estas últimas se está usando en Francia para consumo de las personas con problemas a los que estamos haciendo referencia; pero resulta muy caro y es muy parecido, en cuanto a sus propiedades, al de maíz o girasol.

No solo sobre la salud tiene influencia el consumo de unas grasas u otras. También en la belleza, puesto que para mantener un aspecto lozano y juvenil necesitamos poder regenerar las células del tejido conjuntivo a la velocidad debida y fabricar grandes cantidades de colágeno que constituye, él solo, más de la tercera parte de los prótidos totales del cuerpo y que se encuentra, además, debajo de la piel, en la matriz orgánica del hueso y es uno de los constituyentes fundamentales de los cartílagos.

Si tenemos los capilares más o menos obstruidos, el riego periférico, o sea, de las partes últimas de las arterias, estará más o menos dificultado, con lo que los tejidos, al no recibir los nutrientes y el oxígeno que necesitan, pierden vitalidad y envejecen.

Las grasas fluidas, es decir, los aceites, benefician a la belleza, pues al no formar ateromas no dificultan el paso de la sangre y, en consecuencia, los nutrientes y el oxígeno pueden llegar a todas las células, permitiendo que estas puedan fabricar todas las sustancias necesarias para mantener en forma nuestro cuerpo.

Minerales y vitaminas que las grasas aportan a la dieta

Las grasas y los aceites refinados prácticamente no llevan minerales, pero sí son fuente de las vitaminas llamadas liposolubles, que significa solubles en lípidos. Recordemos que, desde el punto de vista del químico, las grasas son lípidos.

Las grasas y aceites animales suministran, fundamentalmente, vitaminas A y D, mientras que los aceites y grasas vegetales proporcionan las E y K.

En el capítulo 3, al estudiar los alimentos funcionales, hicimos un repaso a la misión de cada una de estas vitaminas y asimismo de los alimentos que nos las suministran en mayor cantidad.

De todos modos, recordaremos aquí que la vitamina A puede presentarse, al igual que la D, en distintas formas químicas muy parecidas entre sí llamadas «vitámeros», que todos tienen actividad de vitamina y que suelen designarse por subíndices, por ejemplo, D_2 y D_3, o por los nombres químicos de los compuestos, como en el caso de la vitamina A, que puede presentarse como retinal, retinol o ácido retinoico. Esto no es necesario recordarlo, en cambio sí que debemos tener en cuenta que si bien no podemos fabricar en nuestro cuerpo las vitaminas, sí podemos obtenerlas a partir de ciertas sustancias que tienen los vegetales llamadas «provitaminas». Tal es el caso del caroteno de las zanahorias y otras verduras y frutas que podemos transformar en vitamina A, y del ergosterol, que bajo la acción de la radiación ultravioleta de los rayos solares transformamos en vitamina D.

Por esta razón podemos prácticamente suprimir la ingestión de grasas animales sin tener una carencia de las vitaminas A y D, consumiendo zanahorias, otras verduras y frutas frescas.

Además, nos quedan también, como fuente de suministro de estas vitaminas, los aceites de pescado, que no tienen por qué eliminarse de la alimentación aunque aparezcan lípidos o colesterol en cantidad superior a la normal en los análisis de sangre.

La vitamina E se encuentra en el aceite de germen de trigo, en el de maíz, soja, oliva, almendras, avellanas y nueces; también en el apio, cacao, copos de avena, grasas animales, etc.

La vitamina K la podemos formar en nuestro intestino por la acción de ciertas bacterias; se necesita para impedir las hemorragias. El aceite de parafina de ciertos laxantes y el que se toma en ciertas dietas de adelgazamiento, con el nombre de «acalórico», pueden arrastrarla, como también a las otras liposolubles, y aparecer una carencia. También el consumo de sulfamidas y ciertos antibióticos que matan las bacterias intestinales pueden ser causa de carencia de vitamina K, ya que esta, como hemos dicho, es sintetizada por nuestra flora intestinal.

Las grasas, singularmente los aceites, nos suministran además los ácidos grasos insaturados que nuestro cuerpo no puede fabricar, y por ser necesario tomarlos en la dieta se les llama ácidos grasos «esenciales». El fundamental es el linoleico, al cual hemos hecho antes referencia y del que hemos dicho es un ácido poliinsaturado con dos dobles enlaces. A este cuerpo antes se les llamaba vitamina F y ahora más frecuentemente, se le denomina ω_6.

También sabemos que, a partir del mismo, el cuerpo fabrica unas sustancias que evitan la formación de trombos y, en consecuencia, es beneficioso para la circulación sanguínea.

Proporción de estos alimentos en la dieta

Considerando las calorías diarias que hemos de tomar, de las que hablamos al principio, las grasas deben constituir un 25 por 100 de las mismas. Por ello, si al cabo del día se tomaran

2.500, las correspondientes a las grasas y aceites serán 625, lo que traducido a gramos de aceite son unos setenta aproximadamente. Ahora bien, debemos tener en cuenta que en la comida, además del aderezo que utilizamos, hemos de considerar las llamadas «grasas ocultas», que son las que llevan algunos alimentos en sí, tales como ciertas carnes, la yema de huevo, el hígado, los frutos secos, la leche, el queso, etc.

6

Carnes, pescados y huevos

Necesidad de consumir proteínas

Las proteínas o prótidos son los alimentos que nos suministran los materiales con los que formamos y reparamos nuestros tejidos, fabricamos hormonas, enzimas, anticuerpos y ciertas sustancias que intervienen en la comunicación de unas células nerviosas con otras, llamadas neurotransmisores.

Las proteínas, cualquiera que sea su origen, vegetales, o procedentes de las carnes, pescados, huevos, etc., son unas moléculas grandes y complicadas constituidas por la unión de centenares o de millares de otras moléculas más sencillas llamadas aminoácidos. Estos son 20 y son los mismos para todos los seres vivos: virus, bacterias, algas, hongos, vegetales superiores y animales. Puestos en cierto orden y proporción, forman, por ejemplo, la cubierta de un virus, y colocados en cantidades y ordenación distintas constituyen los músculos de un animal que nos sirve de alimento o las proteínas de un vegetal.

Cuando tomamos la comida y hacemos su digestión, las proteínas se disgregan en sus componentes fundamentales, que son los aminoácidos; estos pasan a la sangre y son el material con el que construiremos nuestras propias proteínas, en las cuales están en el orden y cantidad que manda nuestro código genético (que lo hemos heredado de nuestros padres). Este está expresado en unos vocablos formados por las bases del ADN, o ácido desoxirribonucleico, que tenemos en el núcleo celular. Cada tres bases de ADN son un vocablo del código que indica qué animoácido debe venir a reunirse a los otros para formar nuestras proteínas.

Sabemos, gracias a la bioquímica, cómo sintetizamos estos componentes tan importantes para nuestro organismo. Cuando hemos de fabricar una proteína determinada, hay un enzima que manda que se desenrosque una porción de ADN, ya que este hace una doble espiral, y que se transcriba en forma de ARN, o ácido ribonucleico mensajero, el cual pasa al citoplasma, en el que hay unos corpúsculos llamados ribosomas que están divididos en dos partes o subunidades. El mensajero ARN se une a la menor, y luego se acopla la subunidad mayor, formando un complejo ribosoma-mensajero que ya está en condiciones de actuar.

En el citoplasma de las células hay aminoácidos procedentes de la sangre, los cuales han podido atravesar las membranas celulares por un mecanismo llamado «transporte activo» en el cual se gasta energía.

Los aminoácidos se unen a otro tipo de ARN, llamados transferidores, y estos tienen un dispositivo para reconocer el vocablo del ARN mensajero y traducirlo en forma de aminoácido correspondiente.

El resultado es que al mensaje formado por un lenguaje en el que tres bases codifican un aminoácido determinado se responde encadenando unos con otros, los aminoácidos pedidos por el mensajero, que en su origen son los que ordenó al ADN.

Naturalmente, para poder fabricar nuestras proteínas debemos tener en la célula todos los aminoácidos que cada código genético señala. Si faltara alguno de los pedidos para continuar formando la cadena proteica, esta quedaría incompleta y al cabo de un tiempo se desharía, no llegando a poderse cumplir la misión encomendada a la célula, formar tal o cual proteína.

Los avances de la bioquímica han sido tan extraordinarios en poco tiempo, que conocemos también cuáles son los otros elementos que desempeñan un papel primordial en la síntesis proteica.

Se sabe, por ejemplo, que el magnesio se necesita en forma de complejos para formar el ARN mensajero, para que los aminoácidos puedan entrar en el interior celular, para formar las uniones de los aminoácidos a los ARN transferidores, y también en forma de cloruro magnésico, para que no se separen las dos ribosómicas y el complejo ARN —mensajero— ribosoma no se deshaga. Como en capítulos anteriores dijimos que las llamadas moléculas de alta energía son compuestos fosforados, el fósforo es necesario también para esas síntesis celulares.

El ADN, es decir, nuestro código genético, tiene muchos vocablos repetidos y se admite que deben encerrar el mensaje de la formación de proteínas que hemos de producir en grandes cantidades como el colágeno (que constituye más de un tercio de todas las proteínas corporales), o bien, de algunas que tenemos que sintetizar rápidamente, como algunos anticuerpos que neutralizarán las toxinas de las bacterias infecciosas.

Imagínese la importancia que tiene para nosotros el que podamos suministrar en cualquier momento los aminoácidos requeridos para poder completar todas las síntesis proteicas.

Además, como ya he avanzado antes, algunos aminoácidos son los precursores, es decir, las sustancias a partir de los cuales las células nerviosas fabrican ciertos neurotransmisores. Por ello, el trabajo mental tiene unas exigencias mayores en alimentos proteicos que el realizado a base de ejercicio físico. La transmisión de la corriente nerviosa se hace a base de que, en el momento oportuno, las membranas de las células nerviosas se hagan permeables, o sea, dejen pasar a su interior ciertas sustancias y salir al exterior otras. En este trasiego entre las células y el medio que las rodea intervienen, como siempre que hay un «transporte activo», las tantas veces citadas moléculas de alta energía, que son compuestos ricos en fósforo y que están en forma de complejos de magnesio.

Ello nos lleva a repetir la consideración de que en el trabajo intelectual se hace un gasto de complejos de fósforo que se van degradando, dejando ácido fosfórico libre, que en forma de fosfatos se va eliminando en la orina. Se han hecho análisis adecuados y se ve cómo las personas que hacen trabajos de despacho, estudios o similares pierden más fosfatos en la orina que las que hacen fundamentalmente gasto de energía física.

Todas estas consideraciones las he hecho con el objeto de señalar la extraordinaria importancia que tiene el que no falten prótidos en la dieta y, asimismo, lo importante que es para el estudiante o el que trabaja en un despacho haber tomado un desayuno completo, ya que a medida que lo va digeriendo y absorbiendo, van pasando a la sangre los aminoácidos, el fósforo y la glucosa que nuestro cerebro está necesitando.

Si vamos al colegio o al trabajo con un desayuno como un café bebido, nos puede causar un perjuicio a la larga para el estómago, pero además el trabajo no lo haremos en condiciones óptimas. Desde luego, podremos pensar, porque tenemos medios para deshacer prótidos ya formados que nos suministrarán los aminoácidos, requeridos por nuestro cerebro; también el glucógeno, almacenado en el hígado (ver capítulo 4), nos proporcionará la glucosa que nuestro sistema nervioso necesita. Pero no es un suministro tan directo como el que nos proporciona un desayuno adecuado y completo.

Hay muchos españoles que, habiéndose tomado un «cortado» al salir de casa, repiten otro café a media mañana, para poder ir tirando hasta la hora de la comida, que muy corrientemente se hace demasiado tarde y demasiado copiosa.

Los dos cafés a que me he referido son cómo suministrar dos latigazos a una caballería flaca para que tire del carro. En este símil, ¿no sería mejor, en vez de agarrar un látigo y un jamelgo, tomar un buen caballo capaz de hacer el trabajo sin el espoleo de los latigazos?

Sabiendo cómo funciona nuestro sistema nervioso y sus necesidades de glucosa, prótidos, fósforo, etc., hemos de pensar que para que estos se metabolicen hacen falta vitaminas y minerales. En consecuencia, que es absurdo salir de casa a realizar lo que generalmente resulta lo más duro de la jornada con un café bebido, como hacen muchas personas.

Por eso, a lo largo del libro, he dicho en alguna ocasión que hemos de aprender el modo de comer, en vez de decir la clase de comida, puesto que tiene interés no solo lo que tomamos, sino, además, cuándo lo hacemos.

Las proteínas que se nos ofrecen como alimentos tienen distintos orígenes, y así tenemos las de los cereales, leguminosas, frutos secos, carnes, pescados, leche y quesos, fundamentalmente.

Las frutas y verduras en general no llegan a tener ni un 1 por 100 de prótidos. Interesa saber también cuáles son capaces de suministrar los aminoácidos que necesitamos los humanos en la proporción más parecida a nuestros requerimientos, porque serán mejor utilizados por nuestro organismo. Los prótidos que cumplen esta condición se llaman de «alto valor biológico» o «proteínas de buena calidad»; más bien se les tendría que denominar equilibrados, puesto que la designación «buena calidad» parece que puede hacer referencia al estado de conservación de los alimentos, o incluso a un alto precio. Pero se encontrarán libros de nutrición que los denominan así.

Después de muchos estudios se ha llegado a la conclusión de que las proteínas animales son de alto valor biológico para el hombre, y entre ellas destacan las de los huevos, leche, carne y pescados.

Recordamos que ya habíamos avanzado, en otra parte de este libro, que entre los 20 aminoácidos distintos que son constituyentes de los prótidos, 12 puede obtenerlos nuestro organismo (a partir de otros aminoácidos, no de grasas ni de hidratos de carbono), pero hay ocho que hemos de tomarlos ya hechos y que son los llamados aminoácidos «esenciales» o «indispensables». Como siempre hay alguna persona que me pregunta en mis conferencias cuáles son, los cito: leucina, isoleucina, lisina, metionina, treonina, triptófano y valina.

Las proteínas de los cereales tienen un inconveniente, y es que suelen ser pobres en aminoácidos esenciales. Concretamente, el trigo en lisina, el maíz en metionina y el arroz en treonina y triptófano; esto debe ser tenido en cuenta por las personas que siguen un régimen vegetariano, las cuales deben compensar su ración proteica tomando leche, queso, huevos, soja, legumbres y frutos secos que les suministrarán los aminoácidos esenciales de los que son deficitarios los cereales. (Hay que recordar que en las frutas y verduras la proporción de proteínas es insignificante). Si la ración proteica es insuficiente, puede faltar vigor físico, sexual y capacidad mental.

Carnes, pescados y huevos

En la alimentación occidental las fuentes más corrientes de proteínas son la carne, pescado y huevos, que junto con la leche y quesos suministran la proporción mayor de estos nutrientes. Las carnes magras tienen una proporción de prótidos que van desde el 20 por 100 en el pollo, al 28 por 100 en algunos cortes de ternera. La cocción no afecta al valor nutritivo de estos alimentos, ya que en ella no se altera la proporción de aminoácidos. Cuando una persona no debe tomar grasas saturadas, como las de las carnes, se deben escoger trozos muy magros y cocinar la carne al horno sobre una parrilla con una fuente debajo que recoja la grasa derretida que va cayendo, o en un asador con salientes para que el magro no esté en contacto con la grasa líquida que con el calor va soltando, pero que al enfriarse sería sólida.

La carne de cordero, que algunas personas creen muy adecuado para tomar en convalecencias, es extraordinariamente grasa, algunos trozos tanto como la de cerdo, y si bien contra este ya todo el mundo que tiene problemas de metabolismo está prevenido, no es tan corriente el temor a la carne de cordero, que, repito, es muy grasa.

Si alguien tiene exceso de colesterol o grasas en la sangre, solo podrá consumir los trozos más magros y asados al horno en una parrilla que permita que la grasa caiga en otro recipiente. En cambio, el magro puede untarse con aceite y ajo, que es un alimento-condimento-medicina que, entre otras cualidades, tiene

102

la de ser vasodilatador. La persona que teme (y con razón) el olor a ajos, debe saber que este se atenúa tomando perejil.

Si interesa ablandar la carne, se recomienda ponerla en adobo unas horas antes de su cocción con limón (o vinagre), aceite y hierbas aromáticas, si es que gusta el sabor que dan a la comida.

Cuando hay dificultades en la masticación de este alimento, como en los niños, ancianos y personas inapetentes, lo mejor es picarla y ofrecérsela en forma de hamburguesa o albóndigas.

Las carnes, a excepción del hígado que tiene casi un 10 por 100 de glúcidos, poseen una baja proporción de estos alimentos. En cambio, algunos trozos son muy ricos en grasas, como, por ejemplo, las costillas de cordero y cerdo.

El hígado, como fabrica glucógeno o almidón animal, que es la sustancia de reserva que nos suministra glucosa cuando la tasa de esta en la sangre llega al límite inferior, tiene hidratos de carbono (glúcidos) en su composición y gran cantidad de vitaminas, singularmente A, C y complejo B; por ello, y por su extraordinaria riqueza en hierro debe consumirse una vez por semana, siempre que estemos seguros de que la alimentación que ha recibido el animal era la correcta y limpia.

Actualmente, en todo el mundo se toman, además de las carnes de ternera, cordero y cerdo, muchísimo pollo, y en menor cantidad otras aves como pavos y patos. En algunas zonas también la procedente de la caza.

Además de al horno y en la parrilla, la carne suele cocinarse frita, guisada y cocida.

Los pescados

Son otros alimentos que pueden ofrecer una gran variación a los menús y cuyos precios oscilan extraordinariamente según escojamos pescados o mariscos, que no abundan y se pagan caros, o que compremos los corrientes en el lugar donde habitamos, algunos de los cuales son asequibles a la mayor parte de los bolsillos.

La proporción de proteínas varía en estos alimentos del 14 al 20 por 100. Además, muchos mariscos como las almejas, los mejillones y las ostras son ricos en hierro. También el salmón y el atún.

Los pescados, además de frescos y en los modos convencionales de conservación, enlatados, salados y ahumados, pueden encontrarse en el mercado congelados, lo que les permite ser más asequibles a todas las economías y poder comprarse variedades de entre ellos que no son abundantes en el lugar donde se vive.

Los pescados pueden hacerse al horno, guisados (estas dos maneras de cocinarlos son muy recomendables para los congelados), también fritos, cocidos y a la plancha o a la parrilla. Estos dos últimos modos, a veces, no son factibles con todas las variedades de pescado, pues algunos se pegan y rompen con facilidad. Pero sabiendo los aceites que pueden tomarse aunque se tenga exceso de colesterol, se pueden guisar o hacer al horno para las personas con este problema, si escogemos aquellos aceites que son muy poliinsaturados.

Lo que no conviene nunca es freír, tanto los pescados como las carnes o cualquier tipo de alimento, con el aceite demasiado caliente, pues entonces este sufre una transformación química que lo convierte en acroleína (oleína acre), que es una sustancia irritante a la que son muy sensibles las personas que tienen la mucosa del estómago delicada.

Los niños suelen rechazar a veces el pescado por las espinas, y para ellos deben prepararse los pescados grandes en filetes limpios de ellas y de la piel, y los pequeños bastante fritos, para que las espinas no molesten. No es lo mismo un alimento bastante frito, que frito en aceite demasiado caliente.

Cuando el pescado congelado no viene rebozado para hacerlo a la sartén, suele quedar muy sabroso con salsa de tomate y un sofrito de cebolla, ajo y perejil. También al horno con limón y perejil o con rodajas de cebolla y tomate en trozos.

Por la noche, para los que no tienen mucho apetito, un plato que comen bien, es una sopa con bastantes trozos de pescado, en la que, naturalmente, se ha de evitar cuidadosamente que no haya ninguna espina. Para ello es ideal el rape.

El bacalao es un recurso para tomar pescado si hay algún sitio en que otro no llega en buenas condiciones. Aparte de los guisos clásicos con tomate y pimientos y en otras salsas, los jóvenes lo toman muy a gusto en croquetas o en buñuelos con ajo y perejil.

Los huevos

Estos constituyen un alimento que gusta a todo el mundo. No tienen huesos, nervios, ni espinas; son blandos, suaves y fáciles de tragar. Solo son problemáticos para las personas con trastornos hepáticos o con exceso de colesterol. A todos nos gustan las tortillas, porque en ellas los huevos pueden ir solos o cocinados con una extraordinaria variedad de acompañamientos: patatas, calabacín, alcachofas, espinacas, atún, gambas, jamón, cebolla y ajo; ahora se encuentran tanto la cebolla como el ajo en polvo, lo que facilita extraordinariamente la preparación de un plato rápido condimentado con los mismos sin necesidad de untarnos las manos con su persistente olor. Si ponemos ajo, es bueno añadir perejil para no ofrecer a nuestros interlocutores una prueba fehaciente de lo que hemos comido. Un recurso muy bueno para las personas que no quieren o no deben tomar muchas calorías es la tortilla de champiñones.

En muchas zonas de nuestro país es muy corriente preparar los huevos fritos acompañados de morcilla o chorizo. La morcilla es rica en hierro, y ello deben tenerlo en cuenta las madres con hijas anémicas. Si no interesa que tengan tanta grasa, se asan al horno o bien de manera que pierdan gran parte de la misma. Como están preparadas con sangre, son un alimento muy bueno para todas las personas con deficiencia de hierro. Los huevos fritos con este acompañamiento (morcillas y chorizo) son un alimento adecuado en zonas frías para aquellos que hacen un gran consumo de calorías porque trabajan al aire libre.

Los huevos revueltos con tomate son muy sabrosos, y más si se acompañan con un poco de jamón y ya no llevan la cantidad de grasa que los preparados con chorizo y morcilla.

Hay personas que no toleran las grasas ni aceites y toman los huevos escalfados en agua; y a los jóvenes suele gustar mucho un plato preparado con unos panecillos pequeños redondos, vaciados en parte de la miga y colocando en el hueco un poco de sobrasada y un huevo. Se tapan con la corteza que se quitó para vaciarlos, se rebozan y fríen.

Los huevos duros pueden presentarse acompañando a la ensalada y picados, en salsas y vinagretas.

La mayor parte de los postres de cocina: repostería, cremas, flanes, helados..., incluyen huevos en su preparación.

Distintas necesidades de estos alimentos según las circunstancias

En la niñez y adolescencia estamos fabricando tejidos de todo tipo con rapidez: huesos, músculos, vasos sanguíneos, sangre... Como las proteínas son constituyentes esenciales de todas las células y los tejidos se forman por la unión de millones de millones de células, está clarísimo que en estas épocas de nuestra vida hemos de consumir grandes cantidades de proteínas.

De hecho la naturaleza ya está organizada para que, aun sin tener gran ciencia, estas necesidades se cubran. Los jóvenes cuando crecen son verdaderas «limas». Los huevos, queso, chocolate, leche, gustan a todos; otros piden repetir siempre el plato de carne. Lo lógico y sensato es dejarles comer dentro de los límites razonables, lo que quieren, pues normalmente piden lo que realmente necesitan. Si a alguna madre le llama la atención la preferencia tan acusada de los adolescentes por el chocolate, piensen que este alimento, además de muy energético, es rico en hierro y magnesio, que son dos elementos que necesitan en mayor proporción en esa época de su vida. Hay muchas mujeres embarazadas que, por la misma causa (necesidades acrecentadas de hierro y magnesio), vuelven a comer chocolate como cuando eran jóvenes.

Además de su notable riqueza en hierro y magnesio, el cacao, como proviene de países lejanos, es posible que además tenga micronutrientes como cobre, manganeso, cobalto, cinc, etc., que en cantidades mínimas necesitamos y que quizá nuestros terrenos, tan explotados por una agricultura intensiva y el abonado mineral, ya no nos suministran en la dosis conveniente.

Durante el embarazo podemos decir lo de los niños y jóvenes. Hay formación de una gran cantidad de tejidos y las necesidades de proteínas y algunos minerales están bastante acrecentadas.

Los minerales que se necesitan en mayor proporción por la madre gestante son el calcio, hierro y magnesio. Si bien es del dominio de muchísima gente el creciente consumo de calcio por el feto al formar los huesos, no es tan corriente que se sepa que el hígado del hijo acumula hierro y que la sangre del recién nacido tiene una mayor proporción de hemoglobina (y por tanto de hierro) que en posteriores épocas de su vida para compensar la única deficiencia que tiene la leche, que es el alimento que recibirá en la primera época de su vida.

Durante la lactancia puede entenderse con facilidad que también las necesidades de la madre en proteínas y calcio están acrecentadas, y una manera lógica y sensata de tomar una dieta correcta es aumentar el consumo de leche, yogures y quesos, mejor descremados, para no engordar.

Cuando somos víctimas de una infección, hemos de multiplicar rápidamente el número de linfocitos (cierto tipo de glóbulos blancos) y tenemos que fabricar anticuerpos que neutralicen la acción de las toxinas de las bacterias. Tanto los glóbulos blancos como los anticuerpos están formados por prótidos. Por ello, y aunque sean de los más digeribles (salvo que el médico diga lo contrario), hemos de procurar que haya estos alimentos en la dieta del enfermo: pueden ser pollo hervido, leche y queso descremados, y también platos como purés de verduras y sopas a las que se haya añadido leche descremada en polvo.

Los posoperados y los que han sufrido quemaduras también necesitan más proteínas para lograr antes la regeneración de los tejidos. Naturalmente, a los que están en clínicas o bajo cuidados médicos debe hacerse lo que el doctor mande.

En todos los casos en los que hay que formar proteínas no nos olvidemos que se necesita, además de los aminoácidos, fósforo (que hay en la leche, quesos, pescados, carnes, huevos, frutos secos, germen de trigo; etc.) y magnesio. Este elemento, como veremos, ya es más problemático que lo tengamos en la cantidad ideal, y en el capítulo 9 insistiremos en el tema.

Minerales y vitamina que la carne, pescados y huevos aportan a la dieta

La carne lleva toda clase de minerales, singularmente fósforo, y la de buey, hierro. El hígado es el alimento más rico en hierro, vitaminas del complejo B, y lleva también vitaminas A y C; las carnes rojas llevan también vitaminas del complejo B, si bien estas se encuentran, aunque en menor proporción, en todos los tipos de carne.

Los pescados son también ricos en fósforo y vitaminas del complejo B, y el salmón y atún en hierro, como asimismo algunos moluscos. Los aceites de pescado llevan vitaminas A y D, hecho muy a tener en cuenta por las personas que no toman grasa de vaca, cerdo u otras de origen animal.

Los huevos son ricos en fósforo, hierro y toda clase de vitaminas, principalmente A y D y complejo B.

Legumbres

Como no hemos hecho un apartado especial para estos alimentos, por su contenido en prótidos, en cierto modo, entran en este capítulo. Las legumbres cocidas tienen entre un 7 y un 11 por 100 de proteínas, y además con una proporción de aminoácidos mucho más interesante para los humanos que las de los cereales, que ya dijimos eran deficientes en algunos aminoácidos esenciales. En la actualidad ya hay personas que toman soja en nuestro país, que en cuanto a riqueza en proteínas y minerales, es la reina de las legumbres. Además de tener una cantidad de proteínas digna de ser tenida en cuenta, las semillas de haba, garbanzos, lentejas, judías y guisantes son ricas en minerales, incluido el hierro.

Cantidad ideal de estos alimentos en una dieta equilibrada

Se ha calculado la ración de prótidos que debemos tomar, y se ha llegado a la conclusión de que en el adulto es de un gramo de proteína seca por kilogramo de peso del individuo; es decir, una persona de 60 kilos debe tomar 60 gramos al día. Traducido en alimentos, con un huevo pequeño o mediano, un bisté de 100-125 gramos, 150 gramos de pescado y medio litro de leche, más las proteínas de origen vegetal procedentes de las legumbres, frutos secos y pan, está cubierta la ración diaria de una persona.

Si tomamos prótidos en exceso, los aminoácidos que no son utilizados en la fabricación de proteínas corporales, después de perder nitrógeno en el hígado, entran en los ciclos del metabolismo destructivo quemándose como las grasas o los glúcidos.

Con el nitrógeno de los aminoácidos el hígado fabrica urea, que es una sustancia muy soluble en el agua, y por ello en la sangre y en la orina.

Si se sobrepasa la capacidad del hígado de formar urea por un consumo excesivo de carne u otra causa, las purinas (bases del ADN) forman ácido úrico y este, a diferencia de la urea, es muy poco soluble en el agua. En consecuencia la sangre enseguida se satura del mismo y se forman depósitos de cristales en las articulaciones o en los músculos y se padecen dolores que entran en la clasificación de reumáticos. El reúma, debido al exceso de ácido úrico, se llama reúma gotoso o gota.

Teniendo todo esto en cuenta, sacamos la conclusión de que las proteínas son fundamentales para la conservación de nuestro cuerpo en buen estado y mantenernos con salud. Pero el exceso (como todos los excesos) es malo y carga especialmente de trabajo al hígado, que ha de formar la urea, ensucia la sangre, obliga a los riñones a trabajar en peores condiciones y puede traernos trastornos que, además, son muy dolorosos.

También se puede producir reúma gotoso por tener una deficiencia de magnesio en nuestro organismo, aun sin tomar una cantidad excesiva de prótidos. Ello es debido a que, en la síntesis de la urea por nuestro cuerpo a partir del nitrógeno liberado en el hígado, hacen falta tres moléculas de ATP, que como siempre están en forma de complejos de magnesio. La eliminación del exceso de nitrógeno por los humanos en forma de urea es la vía normal, o primera vía, podríamos decir. Pero tenemos una segunda, que es en forma de ácido úrico, y a esta se acude cuando la vía normal, que es la formación de urea, no da abasto a su trabajo, bien por haber demasiados aminoácidos debidos a un consumo de prótidos superior al deseable, o porque en la química del metabolismo conducente a la eliminación del nitrógeno falle algún elemento. Este es el caso del magnesio en muchísimas personas.

Los dátiles, higos, frutos secos y las cebollas y ajos eran ricos en magnesio cuando aún no se había desequilibrado los suelos con el abonado mineral. Por ello, muchos tratamientos naturistas o vegetarianos que incluían estos alimentos en mayor cantidad que en la dieta ordinaria daban en ocasiones muy buenos resultados. Ahora, hasta los dátiles se cultivan en muchas partes (por ejemplo en California) con abonos químicos, y no digamos los ajos o cebollas. Por eso, estos tratamientos en la actualidad no son tan eficaces en la curación del reúma como años atrás. Podríamos decir que en la guerra al ácido úrico a base de ajos y cebollas, la munición se está quedando sin parte de su pólvora. Aunque el ajo, además de su riqueza en magnesio, que le comunica propiedades bactericidas y antirreumáticas indirectamente, tiene un aceite al que se deben en su mayor parte las citadas acciones de bactericida y antirreumática y su propiedad de rebajar la presión sanguínea por su cualidad de ser vasodilatador. Esta acción puede comprobarse, porque el ajo machacado aplicado sobre la piel produce un enrojecimiento y cierta inflamación.

Hemos dicho en este capítulo que los alimentos proteicos más corrientemente tomados en los países occidentales son las carnes, pescados y huevos, que junto con la leche y derivados (que merecen un capítulo aparte), y las legumbres y frutos secos, son las comidas que nos suministran fundamentalmente nuestra ración de proteínas.

En Oriente hay una leguminosa, la soja, que es una planta interesantísima desde el punto de vista dietético. Sus semillas son ricas en un aceite muy poliinsaturado, y su harina tiene una cantidad de proteínas que se acerca al 40 por 100.

Los prótidos de origen vegetal siempre son más baratos que los de origen animal, por ello el cultivo de la soja debe intensificarse en gran manera en nuestro país, pues además de ser útil para la alimentación animal, hacia la que va destinada la casi totalidad de la harina de soja que entra en España, es muy interesante la misma para la preparación de galletas y otros preparados destinados a los diabéticos, para las dietas de adelgazamiento y para enriquecer en prótidos la alimentación de los jóvenes y de los que hacen trabajo intelectual. Las galletas de soja pueden ser alimento ideal para tomar a media mañana con un vaso de leche descremada o entera, según las circunstancias.

7

Productos lácteos

Leche completa y descremada. Yogures. Leche evaporada.
Leche en polvo descremada. Quesos.

Leche

Es el alimento completo. Ya que contiene todos los elementos
de la dieta indispensables al hombre: lleva un azúcar llamado lactosa, en la cantidad de 5 gramos por 100 de leche. La cantidad de
grasa es de 3,8 por 100 y la de proteínas, de 3,5 por 100.

Es rica en vitaminas y minerales, singularmente en calcio y
fósforo, pero es algo pobre en hierro.

La leche tiene además la cualidad de que se puede concen-
trar, descremar y preparar industrialmente de muchos modos,
para adecuarla a las necesidades de los distintos consumidores.

Una manera de hacer la leche más digerible es acidificarla convirtiéndola en yogur.

Si una persona bebe la leche a grandes sorbos, cada uno de los mismos al llegar al estómago forma un cuajarón de un tamaño relativamente grande, debido a la acción del jugo gástrico, que es muy ácido y coagula las proteínas de la misma. Por ello debe beberse este alimento a sorbos pequeños o tomarlo con pan, galletas o cereales.

Pero si la leche se acidifica previamente, que es lo que se hace en el yogur, las proteínas ya han coagulado en pequeños copos y ello facilita extraordinariamente su digestión.

La leche puede concentrarse por evaporación, lo que nos permite almacenarla y transportarla con menor volumen y puede concentrarse y azucararse, lo que facilita su utilización y conservación aun después de abierto el envase.

Pero la leche puede además desecarse hasta que se presente en forma de polvo y, si previamente se ha desnatado, entonces queda un alimento proteico con casi un 40 por 100 de proteínas de extraordinaria calidad.

Este alimento es interesantísimo desde el punto de vista dietético, pues es rico en aminoácidos esenciales que complementan la pobreza en algunos de los mismos, de los cereales que tienen poca lisina, metionina y triptófano, que son indispensables en el hombre.

La leche descremada líquida o en polvo, al no llevar grasas, se recomienda en todas las dietas de adelgazamiento; también en las personas con exceso de lípidos en la sangre, en los deportistas, en la alimentación de los ancianos y en todos aquellos casos en los que interesa un alimento rico en proteínas y fácil de añadir a cualquier comida.

Está indicada siempre que se tenga que hacer una regeneración de tejidos y por tanto antes y después de las intervenciones quirúrgicas, en los pacientes que han sufrido quemaduras, en la convalencia de enfermedades infecciosas (téngase en cuenta que los anticuerpos y los glóbulos blancos que constituyen la defensa de nuestro organismo están formados fundamentalmente por proteínas). Es asimismo interesante en la adolescencia, cuando se están formando rápidamente tejidos, y en todos los casos de falta de apetito en que interesa una alimentación fácil de ingerir.

La leche descremada en polvo puede añadirse al desayuno corriente para enriquecerlo; a las sopas, purés, salsas, carnes picadas, croquetas, pescados y toda clase de postres.

Su facilidad de utilización, su buen sabor y sus cualidades dietéticas hacen de la leche descremada en polvo uno de los alimentos más interesantes en la nutrición moderna.

Los quesos son también un producto derivado de la leche de extraordinario valor nutritivo, y que como hay de muy diversos tipos y sabores, siempre los de una u otra clase encajan dentro de los gustos y necesidades de las personas y de las circunstancias en que se encuentren.

Disponemos de quesos blandos, poco fermentados, de sabor suave; de tipo medio, más consistentes y con más aroma, y luego los secos, tan apreciados en nuestro país, ricos en proteínas y de exquisito paladar que siempre son bien recibidos como complemento de una comida o que con un poco de pan constituyen un excelente desayuno para tomar fuera de casa o una buena merienda.

Pero aún tenemos la facilidad de uso y transporte que nos ofrecen los quesos en porciones, tan apreciados por los colegiales, excursionistas y amas de casa. Ahora se encuentran también con un bajo contenido de grasa.

Otro alimento derivado de la leche es la mantequilla; esta es la grasa de la leche, alimento energético por excelencia, que nos proporciona nueve calorías por gramo y que en invierno nos suministra el combustible que necesitamos para calentar nuestro cuerpo cuando estamos sometidos a bajas temperaturas, y en verano es necesaria en aquellas personas que por practicar la natación, el excursionismo o la escalada necesitan un alimento que les proporcione las calorías que necesitarán para mantenerse en buena forma en las circunstancias reseñadas.

La leche, siendo un alimento excelente, resulta, sin embargo, indigesta para algunas personas, y ello puede deberse a las siguientes causas:

a) Que la persona tenga algún problema hepático o de vesícula biliar y entonces, al no digerir bien las grasas, la leche completa, por llevar grasa, no le sienta bien. En este caso debe tomarse la leche desnatada, la cual es aconsejable también en las dietas de las personas con exceso de lípidos en la sangre (grasas y colesterol), en las de adelgazamiento, en la de las personas con trastornos circulatorios, y en general debe ser consumida por todos los adultos que hacen un trabajo sedentario en un ambiente en el que no hace frío.

Doy la composición por 100 gramos de leche completa y descremada:

	Cals	G. de agua	Glúcidos	Lípidos	Prótidos
Completa	67	87	4,7	3,8	3,3
Descremada	35	90	5	0,1	3,5

Como se ve, las calorías son aproximadamente la mitad y, sin embargo, la riqueza en prótidos y también en glúcidos son un poco mayores. También la riqueza en fósforo es un poco mayor, aunque este dato no le he anotado aquí.

b) La leche resulta de difícil digestión si se bebe a grandes tragos o muy fría. Esto es muy corriente que lo hagan los jóvenes si llegan acalorados y con sed; la cogen de la nevera y la toman a grandes sorbos como si fuera agua. La leche tiene proteínas y estas, al llegar al estómago, se solidifican, es decir, se cuajan al encontrar un medio muy ácido. Recordemos que el jugo gástrico tiene ácido clorhídrico y este provoca la coagulación de las proteínas; si se bebe este alimento deprisa, va llegando un chorro casi continuado al estómago que va cayendo en un jugo ácido, que provoca la formación de grandes cuajarones de leche en el estómago.

En este órgano comienza la digestión de las proteínas; si el alimento llega en pequeñas porciones, los jugos gástricos y la pepsina, que es el enzima que ha de digerir los prótidos, pueden actuar sobre él con facilidad. Ahora bien, si se reciben grandes trozos o se forman grandes coágulos como en el caso de la leche, la acción digestiva está dificultada en el interior de esas porciones grandes de alimento y este, cualquiera que sea, resulta indigesto.

Los alimentos muy fríos en forma de bebidas, como leche y batidos o cualquier líquido que se tome directamente de la nevera, pueden producir un corte de digestión que en ocasiones puede tener graves consecuencias. En efecto, los líquidos muy fríos provocan una contracción en las paredes del estómago, cortándose la secreción de jugo gástrico. A falta de esta, no se pueden digerir los alimentos y entonces se produce una fermentación de los mismos, generalmente con una gran producción de gases que empujan al diafragma hacia arriba, dificultando la respiración, con lo que la persona que es víctima de un corte de digestión, aparte del dolor de estómago, sufre una opresión que no le deja respirar y se siente morir.

El corte de digestión en mayor o menor grado también puede producirse por haber comido muy deprisa sin haber masticado apenas, por tener un disgusto (que influye no solo en la mente, sino también en el sistema nervioso neurovegetativo) y por enfriarse después de haber comido.

Todos sabemos que hay que esperar unas horas antes de bañarse cuando hemos tomado alimentos, y hemos visto o tenemos noticias de personas que han cometido la imprudencia de meterse en el mar o en una piscina sin haber terminado la digestión y, en algunos casos, han muerto, y en otros, no tan graves, lo han pasado bastante mal.

Aquí podríamos decir que el enfriamiento del estómago viene desde fuera, en vez de provocarlo desde dentro, como en el caso de tomar bebidas muy frías.

Aún se puede provocar un corte de digestión por otro motivo: por echar la siesta destapado. Sé de casos de personas que en verano se van a reposar un rato después de haber comido o cenado y, como hace mucho calor, no solo no se tapan, sino que los hay que se ponen en una corriente de aire; esta provoca una rápida evaporación del sudor y el consiguiente enfriamiento de la persona, pero si ella se ha quedado dormida no lo siente y puede sufrir una mala digestión al enfriársele también el estómago. Por eso es una buena precaución, al echar la siesta en verano, abrigarse aunque solo sea con una sábana, el vientre.

Sé de un caso de varios amigos que celebraron una fiesta en verano comiendo y bebiendo abundantemente en el restaurante de uno de ellos, que les sirvió el convite en el huerto de la casa. Como se trasegó alcohol en cantidad, sudaron hasta quedarles las camisetas empapadas, y uno de ellos que se echó a dormir bajo una sombra, habiéndose quitado la camiseta, murió, según dijo el médico, de un corte de digestión.

Volviendo a la leche, esta es más digerible bebida a pequeños sorbos y mejor «masticándola» con un poco de pan o galleta que se le ponga dentro, pues así, en pequeñas cantidades, el estómago forma grumos más pequeños.

Precisamente, el yogur tiene como finalidad darnos la caseína, que es una proteína de la leche en pequeñísimos coágulos que se forman en el seno de la misma por la acción de ciertos fermentos que transforman la lactosa o azúcar de la leche en ácido láctico. Como este se va formando poco a poco, la acidificación de la leche es más lenta y la coagulación de la misma se hace en pequeñísimas porciones, que son las que dan consistencia al yogur.

c) La leche, aun la descremada, hay entre un 5 y un 7 por 100 de la población blanca que no la puede digerir. Ello es debido a que hay ciertas personas, que son más numerosas en las razas de color, que pasada la primera infancia dejan de producir lactasa, que es el enzima que realiza la digestión de la leche. Entonces, por no poder desdoblar este azúcar en el intestino, para asimilar sus componentes, la leche resulta indigesta para ciertas personas, incluso en algunos niños.

La alergia a la lactosa en los bebés la suele detectar el médico; si se presenta en el recién nacido, es un defecto genético que no tiene solución. Para estos niños se han creado leches sin lactosa, que el médico recomendará en cada caso, pues yo tengo noticia de que hay dos casas en España que la fabrican.

A veces esta alergia aparece a los cinco, siete años, y en otras personas en la juventud o madurez.

Cuando alguien en la casa rechaza la leche y tenemos la convicción de que no es por un problema hepático o de vesícula (que se solucionará ofreciéndole leche descremada), ni de indigestión, porque la toma demasiado fría o demasiado deprisa, hemos de pensar en esa alergia a la lactosa por incapacidad de producir el enzima capaz de digerirla.

Durante un tiempo se encontró en nuestro país una leche artificial extranjera, que servía para que estas personas pudieran tomar un desayuno o merienda parecido al del resto de la familia. Ahora en nuestro país se fabrican sucedáneos de la leche para los bebés, y si les gusta tomar café, malta o té con leche, pueden probar estos alimentos que los encontrarán en farmacias.

La leche condensada es utilizada por muchas personas, porque el procurársela fresca les resulta incómodo, y algunos dicen que les siente mejor. Desde luego, en excursiones es lo ideal, y además se puede encontrar en tubo, lo que facilita su transporte y utilización.

La leche en polvo cada día se va usando más, y esta puede encontrarse completa (es decir, con su grasa) y descremada. La última es adecuadísima para enriquecer en proteínas las dietas de las personas enfermas, inapetentes o las que necesitan una dieta rica en prótidos. Puede añadirse a la leche del desayuno, a las sopas, purés cremas y salsas. Incluso a la carne picada y en ciertos platos de pescado. También a los postres, como ya había indicado anteriormente.

Yogur

El yogur es una leche acidificada por la acción de ciertas bacterias que transforman la lactosa en ácido láctico; es decir, el azúcar de la leche se convierte en un ácido. La leche, además de azúcar, hemos dicho que lleva grasa y caseína, que es una proteína; esta cuaja al acidificarse el medio en unos coágulos muy pequeños que, por este hecho, resultan muy fácilmente atacables por los enzimas del estómago e intestino y por ello se digiere con mucha facilidad.

En esta transformación en ácido láctico desaparece la casi totalidad de la lactosa, y hay personas a las que la leche resulta indigerible por tener poca lactasa y en cambio toleran muy bien el yogur.

Este puede completarse con frutas pasadas por la batidora y con miel, y así resulta un alimento muy completo, rico en vitaminas y minerales y de muy fácil digestión.

Nata y mantequilla

La nata es grasa de la leche batida y la mantequilla es la grasa, casi pura. Damos la composición y calorías de estos alimentos y del requesón, para tener una idea clara de lo que son los mismos:

	Calorías	Agua	Glúcidos	Lípidos	Prótidos
Mantequilla	718	15,2	0,7	81,3	0,68
Chantillí	316	61,6	3,1	32,7	2,3
Requesón	150	73,1	4,3	12,1	8,7

Quesos

Se preparan cuajando la leche y filtrando el suero que ha quedado. En este, aunque van algunos minerales, vitaminas y algo de proteína, la mayor parte de los alimentos de la leche quedan en el queso.

En el mercado encontramos quesos frescos, quesos curados y quesos fundidos. Los frescos son de reciente preparación; los curados, durante su maduración, han sufrido la acción de distintas cepas de bacterias que les producen determinadas fermentaciones a las que debe su sabor característico. Los fundidos son muy ricos en grasas en general.

En nuestro país tenemos muchas clases de quesos, y se va logrando una calidad homogénea en los mismos con la industrialización de su fabricación. El manchego es uno de los más apreciados y está obtenido con leche de oveja o de oveja y de vaca; lo encontramos fresco, semiseco y seco, aumentando la fortaleza de su sabor con la maduración que provoca una mayor fermentación del producto.

Hechos en España encontramos quesos tipo Portsalut (que es bastante graso) y tipo holandés, que ofrecen muy buenas calidades.

Los quesos en porciones tienen la ventaja de su comodidad, gustan mucho a los niños y jóvenes, pero suelen tener bastante proporción de grasa. De este tipo también se empiezan a encontrar en todas partes quesos semigrasos con un 25 o un 30 por 100 de materia grasa, que en verano, y para las personas mayores, son más recomendables. También hay queso prácticamente sin grasa. Este se presenta en tarrinas, pues es fresco; como no lleva sal, se puede tomar con miel, mermelada o frutas trituradas, constituyendo un excelente desayuno, merienda o una digestiva cena fácil de preparar. También puede tomarse con un poco de sal y cebolla, o ajo en polvo o hierbas a gusto del consumidor. Es un alimento proteico interesantísimo, pues por su precio resulta muy asequible, y además de suministrarnos proteínas de alto valor biológico es rico en fósforo y calcio.

Minerales y vitaminas que la leche
y derivados aportan a la dieta

La leche es rica en calcio y fósforo. También lleva vitaminas A, D, C y complejo B. En el queso, la cantidad de calcio es mayor, como puede suponerse, y también de fósforo, como asimismo de vitaminas A y D en los completos. La leche descremada es pobre en estas vitaminas, y en cambio la mantequilla es muy rica en vitaminas A y D.

8

Frutas y verduras

Al estudiar los constituyentes de una dieta equilibrada hemos hecho cinco apartados; vamos ahora a repasar el que encierra las frutas y verduras. Estas son singulares en el aspecto de que son muy ricas en alimentos funcionales: agua, vitaminas, minerales y celulosa.

Verduras

La riqueza en glúcidos la podemos considerar alrededor de un 4 por 100 en lo que llamamos corrientemente verduras; sube a un 20 por 100 en las legumbres cocidas y llega a un 29-30 por 100 en la patatas asadas y fritas; en cambio, en las mismas cocidas, la cantidad de almidón se queda en un 15 por 100.

La proporción de lípidos suele ser inferior al 1 por 100 y la de proteínas alrededor del 1 a 2 por 100, subiendo a un 7 por

100 en las legumbres secas cocidas y a un treinta y pico por ciento en la soja y levaduras.

En cuanto a las frutas, su riqueza en azúcares es de un 14 por 100 de promedio; apenas tienen lípidos (un 0,5 por 100), a excepción de las aceitunas, que se acerca a un 25 por 100 su contenido en aceite y su proporción en prótidos va del 0,5 al 2 por 100.

La riqueza en agua de estos alimentos varía entre el 70 y el 90 por 100 cuando están frescos.

Contienen vitaminas hidrosolubles, singularmente vitamina C, tanto las frutas como las verduras, y también llevan vitaminas del complejo B, pero no en la proporción de otros alimentos como el hígado, carnes rojas y ciertos pescados. Hay una excepción, y es la de las levaduras, que son el alimento más rico en vitaminas del complejo B, pero que todavía no son de consumo corriente en nuestro país.

El aceite de oliva y de semillas, como el de girasol y soja, contiene vitamina E, que es liposoluble (soluble en las grasas), aunque los aceites más ricos en esta vitamina son los de germen de trigo y de maíz. La vitamina E, utilizada como factor antiesterilidad, hoy día también se considera como un agente antienvejecimiento, y en este sentido se está utilizando cada vez más.

Si bien los vegetales en general no contienen las otras vitaminas liposolubles A y D sí son ricos en provitamina A las zanahorias, acelgas, albaricoques, espinacas, perejil, germen de trigo, guisantes, judías verdes, hojas de apio, naranjas, tomates, etc.

Y la vitamina D la podemos formar en nuestra piel por la acción de los rayos ultravioleta del sol, a partir del ergosterol, contenido en las frutas y verduras.

Los otros alimentos funcionales que se encuentran en los que estamos estudiando, son sustancias minerales; estas tienen un papel muy específico en el equilibrio del agua de nuestro cuerpo, son catalizadores de muchas reacciones metabólicas o forman parte de algunos tejidos como el calcio, fósforo y hierro, aparte de la misión que en el metabolismo tienen estos elementos.

Entre los minerales, podemos decir que el que predomina en las frutas y verduras es el potasio.

Hay que hacer notar ahora que los llamados «frutos secos», que son semillas como las de las almendras, avellanas, cacahuetes y piñones, son ricos en prótidos y aceites, y en las frutas desecadas, o sea, los orejones de albaricoque, melocotón y manzana, los dátiles, uvas pasas, higos ciruelas... abundan los azúcares. También el cacao que entra en este subgrupo debe señalarse por su riqueza en hierro. Es muy corriente en algunas partes tomar un desayuno de leche con cacao. En esta combinación, el cacao aporta cantidades notables del único nutriente del que es pobre la leche, el hierro. Además, el cacao es el alimento más rico en magnesio que existe.

Como vemos, si atendemos a su origen, entran en este estudio alimentos con características bastante diferentes. Ahora bien, si nos ceñimos a considerar lo que corrientemente llamamos frutas y verduras, podemos señalar, como común a estas, su riqueza en celulosa, potasio y vitamina C.

La celulosa es una sustancia que fabrican las plantas para engrosar las paredes de sus células y servir de sustancia de sostén. Los animales tenemos el cuerpo protegido por un caparazón rígido, como en los crustáceos e insectos, o sostenido por un esqueleto interno, como en el caso de los vertebrados y por tanto del hombre. Este esqueleto duro hace el mismo papel que el armazón de acero o cemento armado de las modernas construcciones, lo sostiene.

En cambio, si observamos una planta de patata, maíz, cereales, etc., deducimos que son sus células las que los mantienen erguidos y aguantan su peso. Ello es debido a que engruesan las paredes de las mismas con sustancias de sostén, entre las cuales la más importante es la celulosa, y en algunas plantas también la lignina.

La celulosa la fabrican los vegetales a partir de moléculas de glucosa igual que el almidón; solo que la manera de encadenar unas con tras es distinta. Los humanos tenemos enzimas digestivos capaces de romper las uniones glucosídicas del almidón, y la glucosa resultante de la digestión del mismo es el alimento energético que nos suministra el combustible de la contracción muscular.

Pero no tenemos entre nuestros fermentos digestivos alguno capaz de romper las uniones de la celulosa. Entonces, esta, como no puede descomponerse en moléculas sencillas, va avanzando en el tránsito intestinal permaneciendo indigerida y cuando, al final del recorrido por el intestino delgado, la mayor parte de los alimentos ha sido transformada y absorbida, la celulosa permanece sin sufrir apenas alteración; al final del mismo desemboca este en el intestino grueso y llegan a este, aparte de una gran cantidad de agua, alrededor de un 10 por 100 de los alimentos capaces de ser digeridos y la totalidad de la celulosa, lignina y ciertos mucopolisacáridos procedentes de los vegetales. Estos hacen que el volumen de los residuos sea mucho mayor, que sean más húmedos y blandos, por lo que el avance de las heces a través del colon es mucho más fácil.

Para el dietista, la celulosa es uno de los aportes más interesantes de los alimentos de origen vegetal, por la cualidad laxante ya reseñada y la sensación de cantidad y plenitud que porporcionan las verduras en las dietas de bajas calorías en los regímenes de adelgazamiento o en personas con trastornos metabólicos como los diabéticos.

También la vitamina C nos es suministrada fundamentalmente por las frutas y verduras, y asimismo el potasio.

Creo que tiene interés conocer las cualidades específicas de algunas frutas y verduras consumidas en mayor cantidad en nuestro país.

En la composición de las ensaladas entran, corrientemente la lechuga, escarola, tomate, apio, rábanos, pepino... Y a continuación veremos sus propiedades.

Lechugas

Son refrescantes, laxantes, con una suave acción sedativa y ha sido muy utilizada en los monasterios como anafrodisíacas, o sea, para aplacar el apetito sexual. Rebajan la presión sanguínea y son buenas para el hígado.

131

Escarola

Es aperitiva, refrescante, laxante, recomendada para ayudar a hacer una buena digestión acompañando a una comida pesada o copiosa. Puede tomarse también cocida, y de este modo se recomienda a los hipertensos y diabéticos en lugar de otras verduras.

Tomate

Es rico en provitamina A y en vitaminas B y C; en consecuencia tiene todas las cualidades atribuibles a estas vitaminas. Es de muy agradable paladar tanto crudo en ensalada como cocido. De este modo entra en un sinnúmero de salsas, y resulta muy buena la preparada con tomate y pimientos, que es apreciada tanto en platos de pescado, singularmente bacalao, como en platos de carne. Muchas veces, el pollo asado que ha sobrado en una comida resulta un plato muy delicioso y distinto con salsa de tomate y pimientos al día siguiente.

En la actualidad se encuentran tomates frescos, incluso para la ensalada, durante todo el año.

Pimiento

Hay muchos tipos de pimientos: desde los morrones, que son carnosos y muy dulces, hasta las guindillas, que son exageradamente picantes.

Incluidos con la ensalada, son estimulantes y digestivos, provocando, cuando se toman en una cierta cantidad, la contracción de la vesícula biliar y activando la evacuación de la bilis. Es posible que esta actividad resulte perjudicial en las personas que tienen piedras en la vesícula, pues, en contracciones más fuertes, estas pueden moverse y provocar malestar e incluso un cólico hepático.

En ciertas zonas de España se cultivan distintas variedades de pimientos para, después de secados, molerlos y obtener el pimentón, muy usado como adobo de embutidos y también como condimento en muchos platos.

En Hungría fabrican la páprika más o menos como en nuestro país el pimentón.

Rábanos

Son aperitivos, aunque a algunas personas les resulten indigestos. Suelen tomarse en las ensaladas.

Apio

Es tónico y diurético. Se recomienda para la fatiga nerviosa, para los que padecen de los riñones, hígado y vejiga. Suele tomarse crudo en ensaladas y es muy utilizado en los caldos, por el agradable y fresco sabor que les proporciona. El zumo de apio es muy diurético, pero no debe utilizarse si existe inflamación en los riñones. La raíz del apio es aperitiva.

Pepino

Suele consumirse crudo en ensaladas. Es muy refrescante y se utiliza muchísimo en los distintos tipos de gazpachos que se preparan en España. Liga muy bien con el vinagre, siendo muy apreciado en las zonas cálidas para tomarlo al comienzo de la comida.

Alcachofas

Las muy tiernas hay quien las toma crudas en ensalada; también asadas son muy apreciadas, pero la mayor parte se consumen hervidas. Son muy recomendables para aquellos que tienen problemas hepáticos; hay personas que las cuecen sin añadir sal y reservan el agua para irla tomando a lo largo del día ya que favorece la secreción de bilis.

La alcachofa también se recomienda a los diabéticos por su cualidad de hipoglucemiante, es decir, de disminuir la cantidad de glucosa en la sangre.

Las hojas de esta planta tienen más o menos las mismas cualidades que la flor.

El jugo de la alcachofa tiene una acción sobre el hígado y como hipoglucemiante mucho más eficaz que el agua resultante del cocimiento de las alcachofas.

Cebollas

La cebolla cruda aliñada con aceite y vinagre abre el apetito y favorece la digestión, pero no deben tomarla los que tienen exceso de ácidos. Como el ajo, la cebolla repite, da sed y mal olor al aliento, sin embargo se recomienda a los hipertensos, a los diabéticos y a los reumáticos.

Tomada cocida en cantidad es laxante y diurética, pero esta cualidad es mucho más activa en la cebolla cruda.

La cebolla se usa en casi todas las salsas y sofritos y en multitud de sopas.

Espárragos

Desde hace miles de años los espárragos se consideran diuréticos; nada más comerlos comunican a la orina un olor característico.

Puerros

Son también diuréticos; suelen tomarse generalmente cocidos o con un guiso típico del norte, llamado porrusalda, en el que se toman con patatas y algunos le añaden bacalao.

Col y coliflor

Son muy ricas en vitamina C. La col, por la cantidad de fibra bruta que lleva, resulta indigesta para algunas personas.

Otras verduras muy consumidas en nuestro país son las acelgas, judías verdes, calabaza en sopas y purés, y en ciertas regiones el cardo, la borraja, la nabiza, etc.

Patatas

Es muy corriente acompañar las verduras hervidas con patatas. Estas son tubérculos (tallos modificados) que almacenan grandes cantidades de almidón, por lo que son unos alimentos fundamentalmente energéticos como el pan y el arroz.

Las patatas se pueden tomar hechas al horno; va muy bien asarlas dentro de una hoja de aluminio procurando que se hagan lentamente. En el campo también hay quien las asa con su piel en los rescoldos del fuego; son exquisitas.

Cocidas en rodajas acompañan a platos de pescado, y también pueden hacerse con ellas el acompañamiento a ciertas verduras que, después de cocerse, irán con bechamel al horno, tales como las coles de Bruselas y coliflor.

En puré y fritas se utilizan muy corrientemente en el acompañamiento de los platos de carne.

Cuando en el cocinado de las patatas se utiliza la mantequilla (en el puré) o aceite (en las fritas), las calorías del plato suben extraordinariamente, pues recordemos que las grasas y aceites nos suministran nueve calorías por gramo.

Las patatas, por su riqueza en almidón, están excluidas en la dieta de los diabéticos o permitidas en una cantidad que el médico prescribe en cada caso. También deben tomarse con moderación cuando interesa perder peso.

Constituyen un alimento preferido por los niños, que apetece en todas las edades y que lo toman los ancianos muy a gusto aunque tengan problemas en la dentadura. Tienen además la ventaja de que su precio las hace asequibles a todas las economías.

Ajos

En otro capítulo ya nos hemos extendido en la descripción de la cualidad de esta planta; es antirreumática, vasodilatadora y rebaja la tensión sanguínea. Tiende a repetir y comunica su olor al aliento, al sudor, y por tanto a las ropas, a la orina y a las heces. Suele tomarse con perejil para paliar este problema por su riqueza en clorofila, que parece es la sustancia que va mejor para disimular el aliento a ajo.

Naranjas, limones, mandarinas y pomelos

Son unas frutas muy ricas en vitamina C, apetitosas, de exquisito sabor y las más fáciles de exprimir para sacarles el zumo.

En los estados febriles y resfriados, en los que parece ser que aumentan las necesidades de vitamina C, estas frutas nos la suministran natural y a muy buen precio.

El limón es un excelente depurativo de la sangre, y hay personas que dicen les va muy bien tomar al levantarse el zumo de medio limón con agua y un poco de miel.

Manzanas

Los franceses le llaman «el fruto medicina», y los ingleses dicen: «Una manzana al día aleja al médico de casa», y Churchill le añadió, «sobre todo si se apunta bien».

El azúcar que más abunda en la manzana es la fructosa, que, según ciertos dietistas, engorda menos que la glucosa y es mejor tolerada por los diabéticos.

Además, la manzana cruda (a los niños se les suele dar rallada) es astringente; en cambio, asada y cocida es laxante.

El zumo de manzana es rico en hierro, y todas las personas anémicas, las embarazadas y las que hacen malas digestiones y les puede faltar hierro por ello, deberían tomar zumo de manzana diariamente.

Peras

En algunas variedades de estas parece ser que predomina el azúcar fructosa, y por ello, junto con las manzanas, son las frutas recomendadas en las dietas de los diabéticos y personas que hacen un régimen de adelgazamiento.

Albaricoques

Ricos en hierro y magnesio, son la fruta recomendada a los intelectuales por algunos médicos franceses y en las anemias. Los orejones de esta fruta son muy sabrosos si se preparan bien.

Melocotones

Hay muchas variedades que cubren todo el verano; entre ellas algunas exquisitas. Desecados, también son muy apreciados, así como en conserva.

Melón

Es una fruta muy refrescante y apreciadísima en verano para empezar una comida o como postre; suele prohibirse a los diabéticos.

Sandía

Parecida en sus cualidades al anterior; una sandía fría es extraordinariamente bien recibida por los labradores cuando ha-

LA ALIMENTACIÓN EQUILIBRADA EN LA VIDA MODERNA

cen un alto en las faenas del verano, y por todo aquel que desea una fruta refrescante. A los pequeños, en la playa y en el campo, les entusiasma.

Higos

Muy ricos en azúcar, son nutritivos. Secos son una comida que, muy corrientemente, llevan los excursionistas, por sus cualidades energéticas y riqueza en minerales.

Uvas

Fruta apreciadísima tanto en verano, fresca, como seca. Suele encontrarse en las mochilas de casi todos los que van al campo o a la montaña. El azúcar de la uva es glucosa y por ello suele prohibirse a los diabéticos y desaconsejarse a los que hacen un régimen de adelgazamiento.

Tampoco deben tomarla los que tienen exceso de colesterol y grasas en la sangre.

Ciruelas

Constituyen uno de los laxantes naturales más eficaces, tanto frescas como secas. Las muy dulces deben evitarlas los diabéticos, los obesos y los que tienen exceso de lípidos en la sangre.

9

Deficiencias más corrientes observadas en la nutrición de los habitantes de los países occidentales

Deficiencias de magnesio.
Problemas que ocasiona

El abonado químico ha hecho aumentar extraordinariamente el rendimiento de los suelos y que las cosechas actuales doblen o tripliquen las de hace cincuenta años, y en los nuevos regadíos a veces se ha conseguido quintuplicar la producción.

Para conseguir esto, los agricultores utilizan el abonado que se les recomienda y que lleva nitrógeno, fósforo, potasio, calcio y azufre. Aunque los libros de abonado reconocen que en terrenos productivos las extracciones de magnesio son de alrededor de 30 kilogramos por hectárea y año, consideran que no es necesario devolver este elemento a los campos porque, según puede leerse en algunos de ellos, «todos los terrenos son ricos en magnesio, y además este elemento se añade al suelo con los estiércoles».

Vale la pena hacer un repaso para ver si eso que se escribe es realmente cierto. La corteza terrestre está formada por tres grandes tipos de rocas: magmáticas, sedimentarias y metamórficas.

Las magmáticas, como su nombre indica, proceden de la solidificación de magmas y están constituidas por silicatos de hierro y magnesio, y las otras, que forman las montañas y el suelo que pisamos, que se denomina *sial*, aludiendo con ese nombre a su composición, que está formada por aluminosilicatos de calcio, potasio y sodio en su mayor parte.

Las rocas sedimentarias se formaron en otras épocas en los fondos marinos, principalmente, y el empuje orogénico (formación de montañas), que en ciertos momentos de la historia de la Tierra tuvo gran actividad, levantó esos fondos marinos originando cambios enormes en la corteza terrestre.

Muchas zonas de España y de otros países en eras anteriores habían sido mares. Son tierras yesosas, calizas, dolomíticas (ricas en carbonato magnésico) o margas, que son mezclas de calizas o calizas dolomíticas con arcillas.

Las rocas metamórficas no abundan y no suelen ser generalmente tierras de labor, ya que son cuarcitas, mármoles, esquistos micáceos y gneis.

Podemos llegar a la conclusión, por tanto, de que los suelos laborables están formados, fundamentalmente, por rocas magmáticas siálicas y por rocas sedimentarias.

Entre las rocas magmáticas todos los estudiantes de bachillerato saben que la más corriente es el granito, y que este está formado por cuarzo, feldespatos y micas; de entre estos tres minerales, solo las micas, y entre ellas las micas negras, son ricas en magnesio.

Las micas, como los feldespatos, van sufriendo la acción de los agentes atmosféricos y se van descomponiendo liberando los elementos que las formaban. Esta descomposición química se debe fundamentalmente a la acción del anhídrido carbónico del aire y la humedad, que solubilizan los silicatos. Así, poco a poco, las micas van dejando libre el magnesio que llevaban, el cual es absorbido por las raíces de las plantas.

La velocidad de este proceso es prácticamente constante para un mismo suelo, pues depende fundamentalmente de la composición del terreno, la humedad y las temperaturas. Cuando en España se obtenían rendimientos de 700 a 800 kilogramos de cereal en ciertas zonas pobres, que además se cultivaban cada dos años, las extracciones de magnesio alcanzarían la cantidad de unos 5 kilogramos por hectárea cada dos años. Ahora, en los mismos terreros se sacan de 1.500 a 1.600 kilogramos de grano al año. Como ven, se ha doblado la cosecha en la mitad de tiempo, que es lo mismo que multiplicarla por cuatro. Y, sin embargo, el suelo libera los nutrientes de las plantas prácticamente en la misma cantidad que antes. Cierto que añadimos nitrógeno, fósforo, potasio, azufre con los superfosfatos y los sulfatos amónico y potásico y también calcio con todos los abonos fosforados. Pero el magnesio ha quedado olvidado. En parte es verdad lo que dicen los libros de abonado, que los suelos son ricos en magnesio, pero ¿todos? No, ciertamente no.

Donde hay suelos dolomíticos, no faltará este elemento ni en los formados por margas dolomíticas, pero estas rocas no son abundantes, constituyen pequeñas zonas, y cuando leo en revistas y reportajes cómo hay regiones de la Tierra en las que sus habitantes son longevos, no padecen arteriosclerosis y apenas muy poco cáncer, siempre pienso: que analicen el suelo sobre el que viven y cultivan. Es el terreno el que hace que el yogur y el pan de centeno, a los que se atribuyen las virtudes saludables de esas zonas, el que los provee de los elementos que, al menos en parte, evitan la arteriosclerosis, el cáncer y la artrosis, como iremos viendo más detenidamente.

En Francia se han hecho análisis de muchos terrenos y se ha visto que tienen la mitad del magnesio que poseían hace cuarenta años. También se han analizado los alimentos y se ha comprobado que en la actualidad aportan únicamente entre la mitad y una tercera parte de la cantidad de este elemento, que se considera necesaria.

El empobrecimiento en magnesio, provocado en los suelos por las grandes cosechas que hoy se obtienen, se agrava por el antagonismo que hay entre los iones magnesio y calcio y magnesio y potasio.

Este último suele ponerse a veces en grandes cantidades en los suelos, en abonados «de fondo», y está perfectamente comprobado que una gran proporción de potasio impide la absorción deseable de magnesio por la planta, incluso en el caso de que haya cantidad suficiente de este en el suelo. Conozco bien un hecho sucedido en avellanares de la provincia de Tarragona;

un abonado potásico fuerte provocó una deficiencia tan acusada de magnesio que se llegó a una carencia del mismo incluso para poder formar clorofila por las hojas.

Es muy corriente creer que si las plantas presentan un vistoso color verde tienen suficiente magnesio, ya que es sabido que este elemento es necesario para fabricar la clorofila, así como el hierro es preciso para formar la hemoglobina de la sangre. Lo que ya no es tan sabido es que la savia de las plantas llevan o deben llevar una cantidad de magnesio sobradísima en relación con la que se utilizará para la clorofila; en efecto, para la formación de este pigmento los vegetales toman de un uno a un cinco por ciento del magnesio total de la savia, y sé de muchas personas que creen que la mayor parte del magnesio de los vegetales se encuentra en la clorofila de los mismos, cuando la realidad es muy distinta. En estos, como en todos los seres vivos, las síntesis de las sustancias que fabrican se hacen con la colaboración de las tantas veces nombradas moléculas de alta energía, como el ATP, que se encuentran formando complejos con el magnesio. Y en la formación de proteínas hace falta además cierta concentración de cloruro magnésico para que no se separen las dos subunidades ribosómicas de que hablamos cuando expliqué la síntesis de prótidos por nuestro organismo.

A algunos les parecerá que me extiendo aquí demasiado; es que estoy oyendo frecuentemente, cuando hablo del empobrecimiento en magnesio de los suelos, que me dicen: «¿Y cómo presentan las plantas ese color tan verde? Por eso lo digo para todos, lamentando insistir en el tema por aquellos que no son agricultores y esta faceta del problema no les preocupa tanto: un vegetal puede tener un magnífico color verde y, sin embargo, presentar una deficiencia en magnesio.

Estas explicaciones, que no son tan claras ni profundas como hubiera deseado, pero sí quizá más de lo que algunos pudieron esperar en un libro como este, supongo que harán tomar conciencia a todas las personas del hecho que nuestra salud depende fundamentalmente de la química de nuestro cuerpo, y está supeditada en gran parte a la alimentación que tomamos, además de a la herencia y al medio ambiente. Pero el que la comida que tomamos nos provea de todos los elementos necesarios y en la cantidad óptima para que nuestro metabolismo no tenga tropiezos, está relacionado también con los terrenos en los que crecen los cultivos.

Lo grave es que no solo la ración de magnesio del hombre moderno ha disminuido por lo dicho. La sal marina gruesa, que se humedecía y humedecía y salaba los sacos que la contenían y el suelo y paredes en los que estos se apoyaban, se ha refinado porque las sales magnésicas que acompañaban al cloruro sódico, o sal común, eran las causantes de este problema. En efecto, el cloruro magnésico es muy higroscópico, es decir, tiene una gran tendencia a tomar la humedad del aire dejando completamente mojados los sacos en que se encuentra y los lugares en que estos se guardan. Se ha precipitado este compuesto magnésico y se nos ofrece una sal seca, fina, blanca, muy fácil de repartir y sin problemas para almacenarla y venderla. Se ha ganado en comodidad de uso, pero hemos perdido, por esta causa, otro poco de la ración de este elemento.

Y por fin, la generalización del consumo de harinas blancas y sus derivados como el pan, bollos, pastas... ha contribuido también a la disminución de la cantidad de magnesio que tomamos, en relación con la que tenían nuestros mayores, que comían harinas menos refinadas y pan más moreno, ya que los minerales y vitaminas se encuentran en la envoltura y germen de los granos de trigo, mientras que lo que tomamos en esas harinas tan blancas es almidón casi puro, con un poco de gluten, que es el nombre de la proteína de ese cereal.

Consecuencias de la disminución de la ración de magnesio en la alimentación en los habitantes de los países occidentales

El aumento extraordinario de la artrosis, ciertos tipos de reumatismo y algunos problemas del tejido conjuntivo se deben, fundamentalmente, a la deficiencia de magnesio en la dieta. Asimismo, la vulnerabilidad de los humanos y animales domésticos frente a los ataques de virus y bacterias. Pensemos en la cantidad de gripes que se cogen en la actualidad, cuando antes esta era una enfermedad epidémica; en los resfriados y las bronquitis, tanto de los niños como en los adultos. También enfermedades del ganado que se han hecho endémicas como la aftosa y ciertas pestes, que antes de presentaban cada diez o veinte años, mientras que ahora hemos de vacunar regularmente a los animales, pues esas enfermedades las tenemos siempre amenazándolos.

Y esto está ocurriendo cuando, en teoría al menos, los hombres y los animales criados por nosotros están mejor alimentados que nunca.

También está demostrado estadísticamente que en las zonas en que el suelo es rico en magnesio se detectan unos cinco casos de cáncer por diez mil habitantes, mientras que este número sube a veinticinco cuando en los terrenos hay abundante potasio. Aquí hay que matizar más las estadísticas; en las zonas pobres en magnesio, los cánceres detectados son entre veinte o treinta por diez mil habitantes, según los hábitos (de fumar o no) y la peligrosidad del trabajo; es decir, según que en este se tenga contacto con sustancias potencialmente cancerígenas como alquitranes, colorantes, cloruro de vinilo, amianto, óxido y sulfato de cadmio, etc.

La deficiencia de magnesio es también uno de los factores influyentes en la formación de coágulos o trombos, según varias ponencias presentadas al respecto en el II Simposio Mundial sobre el Magnesio celebrado en Montreal en 1976 y siguientes, y en consecuencia en el aumento de infartos, trombosis y flebitis.

Asimismo, hay una estrecha relación entre disturbios en el ritmo cardiaco y una baja tasa de magnesio en la sangre. Suelen producirse arritmias y taquicardias a las que los médicos no saben encontrar su origen.

Otra ponencia presentó estudios y microfotografias de cómo, con una baja concentración de magnesio en el suero, se originan unas verrugas o inflamientos en las paredes celulares de los glóbulos rojos, que se rompen antes de su periodo normal de vida, unos 120 días, ocasionando una anemia.

La directa relación entre deficiencia de magnesio y calambres musculares es más conocida. Las necesidades de este elemento están acrecentadas, y de ahí lo corriente de la presentación de calambres en el embarazo y en los bebés nacidos de madres que, por haber tenido varios hijos, u otras circunstancias, tienen una severa deficiencia de este elemento.

La sensación de opresión torácica y ciertos estados de angustia, muchos dolores de cabeza y vértigos, están relacionados con una baja tasa de magnesio en suero, e indirectamente también con su deficiencia en las células del periostio o tejido que recubre los huesos, que es la causa fundamental de la artrosis en personas con una suficiente alimentación proteica.

Hay bastante gente que siente palpitaciones y un dolor en la región precordial que parece una falsa angina de pecho; ello es debido a un principio de tetania en el músculo cardiaco si se llega en la deficiencia de este elemento a una concentración de 12 a 15 miligramos de magnesio por litro de sangre (lo normal son 25 miligramos).

Muchos dolores de espalda, muslos y piernas son achacables a este problema, como asimismo la ansiedad, agresividad y ciertos problemas emocionales.

No acaba aquí la relación de trastornos relacionados con el déficit de magnesio en el hombre moderno: la formación de cálculos de oxalatos en el riñón y ciertos trastornos en el metabolismo del calcio están íntimamente relacionados con el mismo.

Puede afirmarse que el endurecimiento de las arterias por calcificación de los ateromas formados con grasas y colesterol, y la calcificación de los pulmones y riñones, están íntimamente relacionados con la deficiencia de magnesio en la dieta.

Parece imposible que un elemento, del que hasta ahora se ha hecho tan poco caso, pueda influir tanto en tal cantidad de problemas; da la impresión de que unas cuantas personas en el mundo nos hemos obsesionado con el tema y hemos hecho del magnesio una panacea. Cuando leí la relación de trastornos que podía curar o aliviar este elemento, levanté los hombros con escepticismo, pero me puse a leer todo lo que encontré respecto al tema, porque pude comprobar que tomando cloruro magnésico sanaban los forúnculos, se evitaban o suavizaban resfriados y gripes y, lo más increíble, se curaba la artrosis. Desde luego, entendí el porqué del empobrecimiento en magnesio de los suelos, porque hago de agricultora y conozco bien el abonado que ponemos en los terrenos. También pude darme cuenta, porque me gusta la geología y la geoquímica, de que no es cierto eso que dicen algunos libros de abonado de que «todos los terrenos son ricos en magnesio».

Pero ¿cómo entender que tomando un suplemento de este elemento a diario desaparezcan cálculos de oxalatos de los riñones, se cure la artrosis, mejore la arteriosclerosis, desaparezcan los calambres y vértigos y nos hagamos más fuertes a las infecciones? ¿Por qué hay una relación entre el magnesio y el cáncer? El tema para mí era apasionante y un reto el entenderlo, pues había visto esas curaciones y mejoras que producían. Entonces pensé que la bioquímica era la ciencia que, si estaba suficientemente avanzada en ciertos temas, me daría la explicación. Y, en efecto, así fue. Me puse a estudiar y asistí a simposios y conferencias y voy a intentar explicar, a la luz de esta ciencia, la relación que hay entre la deficiencia de magnesio y los problemas que he ido enumerando. Para ello resumiré en tres apartados el papel de este elemento en nuestro cuerpo:

a) Interviene en todas las síntesis (o sea, fabricación de compuestos), formando complejos con moléculas de alta energía, singularmente ATP.

b) También en la permeabilidad de las membranas celulares, para ciertos nutrientes y minerales en lo que se llama transporte activo a través de membranas en colaboración con el ATP.

c) Como consecuencia de lo anterior, interviene en la relajación muscular y en la transmisión de la corriente nerviosa.

Cáncer y magnesio

Muchos tipos de cáncer se caracterizan por la formación y multiplicación de células llamadas atípicas, es decir, distintas de las otras que forman los tejidos. Estas células forman tumores y con la linfa o la sangre pueden ser llevadas a otras partes del organismo donde siguen multiplicándose y originando nuevos tumores.

El hecho de que esas células, al reproducirse, creen otras que siguen siendo distintas de las originales que, digámoslo así, eran las buenas y continúen creándose células cancerosas, o sea, atípicas, indica que se ha producido en ellas una modificación profunda que afecta al código genético de las mismas, es decir, se ha originado una perturbación en el ADN.

Es imposible entender bien lo que es el cáncer sin tener una idea de cómo es el ADN y las causas que pueden originar mutaciones (cambios) en el mismo; por ello, considero que debo explicar aquí la estructura y composición del ácido desoxirribonucleico. En ocasiones lo verán escrito como DNA, que es como se nombra en inglés (Desoxiribo Nucleic Acid). Watson y Cricks idearon un modelo para la estructura del mismo que luego ha sido confirmada y, según el cual, está originado por dos cadenas o hebras formadas por nucleótidos (luego veremos qué son estos) que se enroscan formando una espiral o doble hélice. Cada 10 nucleótidos forman una vuelta completa. Cuando se separan las dos hebras, por ejemplo si vamos a formar ARN mensajero (Ribo-Nucleic Acid) en la formación de proteínas, o cuando se reproduce la célula y se reduplica el ADN, tienen que desenrollarse las espiras.

Podemos decir que el ADN está normalmente enrollado, pero por la acción de ciertos enzimas se desenrolla. Los nucleótidos o eslabones de las cadenas del ADN están formados por ciertas bases (purinas y pirimidinas), un azúcar de 5 átomos de carbono, la desoxirribosa, y grupos fósfato que son los que encadenan unos nucleótidos con otros.

Las bases, situadas en las dos cadenas a la misma altura, se unen unas con otras por unas ligazones relativamente fáciles de romper que se llaman «puentes de hidrógeno», y si la base de una de las hebras es una purina, en la hebra de enfrente tiene una pirimidina. Concretamente, siempre se emparejan así: adenina-timina y guanina-citosina.

Cuando el ADN se replica, es decir, se duplica para formar una célula hija, se desenrosca y, enfrente de los nucleótidos que han quedado desemparejados, se colocan otros nuevos que hay sueltos en la célula, acoplándose siempre como hemos dicho: A-T y G-C. Entonces, frente a las dos cadenas viejas o antiguas, se colocan otras nuevas que se van formando por la unión de los nucleótidos complementarios de la cadena antigua que tienen enfrente. (Deben saber que en este encadenamiento de nucleótidos para formar la hebra nueva hace falta magnesio.)

Mientras el ADN de las células de una persona no ha sufrido cambios, el de las células hijas es idéntico al de las madres.

Ahora bien, hemos dicho que el emparejamiento de las bases de las dos cadenas se hace mediante «puentes de hidrógeno», que son unas uniones bastante débiles y puede suceder, y de hecho ocurre, que pueden llegar al interior celular ciertas sustancias, como algunos colorantes, nitrosaminas, aminas aromáticas, incluso algunos fármacos, etc., que tengan una mayor afinidad química hacia esas bases del ADN que la que tienen las purinas y primidinas entre sí. Entonces sucede que estos compuestos se unen covalentemente, o sea, con una unión más fuerte, a ciertas bases del ADN, colocándose como un intruso entre dos bases, uniéndose fuertemente a una de ellas y dejándola bloqueada e incapaz de emparejarse con la correspondiente base complementaria cuando se tiene que formar una nueva cadena de ADN que utilizaría como patrón esa que ha sido modificada.

Este ADN que ha reaccionado en mayor o menor número de eslabones con esa sustancia cancerígena, está cambiado, ha sufrido una mutación, y como las uniones covalentes son uniones fuertes, queda la hebra que las ha tenido, diferente de cómo era. Pero nuestro organismo tiene medios de defensa contra esta agresión a la integridad de nuestro código genético. Tenemos un sistema enzimático capaz de detectar que se ha producido una modificación en el mismo, y siempre que la modificación afecte a una sola de las hebras y tengamos una de las primitivas buena, servirá de patrón para rehacer la lesionada, gracias a que emparejamos de nuevo las bases como siempre deben estar, A-T, G-C.

Para reparar estas lesiones que se cree que ocurren muy frecuentemente, tenemos una endonucleasa, enzima que romperá los enlaces entre nucleótidos a ambos lados de la base que ha quedado bloqueada por haber reaccionado con la sustancia cancerígena; la ruptura de la cadena modificada se hace uno o dos nucleótidos más allá del que ha sufrido la mutación. Luego interviene el enzima denominado ADN-polimerasa, que tiene la cualidad de poder unir nucleótidos y formar una hebra nueva, copia de la antigua que ha sufrido la lesión, naturalmente siempre que tenga el patrón de la otra hebra primitiva que no ha sufrido modificación.

Y este enzima necesita magnesio para poder encadenar unos nucleótidos con otros según pueden ustedes comprobar en una bioquímica moderna. Después de tener formado de nuevo el trozo de cadena que separó la endonucleasa por llevar una lesión, hay otro enzima, llamado ADN-ligasa, que unirá la parte nueva, recién formada, a los nucleótidos de su hebra, y así queda inserta en la cadena que habría sufrido la modificación, quedando esta tal cual era, manteniéndose así la integridad de nuestro código genético.

Nuestro ADN tiene millones y millones de bases correspondientes a los respectivos nucleótidos o eslabones que lo forman, y ocurre que en una misma hebra puede haber dos o tres o más nucleótidos seguidos que lleven la misma base. Pues bien, ocurre, a veces, que no es una sustancia química la que provoca la modificación de las bases, sino la energía radiante: los rayos ultravioleta, los rayos X y la radiación de las reacciones nucleares son capaces de provocar reacciones químicas entre dos bases contiguas de la misma hebra.

Concretamente, es muy frecuente la dimerización de la timina, que es la formación de un dímero timina-timina entre dos bases contiguas en la misma hebra. Ello puede suceder por una exposición excesiva a la luz solar, o a la acción de los rayos X, o por la radiación procedente de los núcleos de los elementos radiactivos. Recordemos que han muerto víctimas del cáncer muchos investigadores atómicos y médicos radiólogos, hasta que se tomaron medidas para evitar que estos estuvieran sometidos a un exceso de radiación con el uso de delantales de plomo y guantes de goma y plomo. También entre los pescadores y personas que hacen una vida que les obliga a estar expuestos demasiado a la luz solar es frecuente el cáncer de piel y labios.

Además, hay virus que pueden insertar un trozo de su ADN en nuestros genes, modificándolos, incluso hay virus ARN, es decir, aquellos cuyo código genético está formado por ácido ribonucleico, capaces de producir modificaciones en nuestro ADN. Ello es posible gracias a la «transcriptasa inversa», hallada hace poco y que valió el premio Nobel a sus descrubridores, que es un enzima que permite que la información fluya del ARN al ADN, cuando lo normal es que ocurra siempre así ADN→ARN. Los cánceres abrituibles a virus parece que son un 10 por 100 de los que se producen.

Hemos de pensar que podemos hacer la reparación de nuestros genes siempre que las agresiones a los mismos afecten a una sola de las hebras, pues si no nos queda una de ellas intacta nos falta el patrón sobre el cual podemos formar la hebra complementaria.

En la vida moderna sucede que aunque estamos sometidos a la agresión de muchos agentes cancerígenos, capaces de unirse a ciertas bases de nuestra ADN (colorantes, humo del tabaco, etc.), o sea, la acción de energía radiante, como rayos X, radiaciones e incluso la luz solar en exceso, que pueden producir reacciones entre bases contiguas en la misma cadena, si solo se ha modificado una de las hebras, podemos efectuar su reparación siempre que tengamos los elementos necesarios para hacerla, entre los que se encuentran el magnesio.

El aumento del número de cánceres en el mundo occidental es una de las mayores preocupaciones de la Organización Mundial de la Salud (OMS) y en el mes de enero de 1977 salió en la

prensa que se iba a hacer un atlas mundial del cáncer a seme-
janza del realizado en Estados Unidos.

Se sabe que en ese intento de atlas mundial hay zonas «negras» en las que la incidencia del cáncer es mayor. Tales son
aquellas en que hay yacimientos petrolíferos como en el sur del
Irán, en Bakú en Azerbaiyan, en California y en México. Pero
añade la noticia que «misteriosamente se rompe la observación
en Kuwait y Arabia Saudí». Allí hay mucho petróleo, pero la
presencia del cáncer es mucho menor. Sabiendo lo que comen
y la procedencia de los alimentos de estas zonas, a mi juicio
se encuentra la explicación. Arabia es un país pobre que no ha
utilizado el abonado químico, siendo los dátiles una de las comidas básicas del árabe. Pues bien, estos son uno de los alimentos más ricos en magnesio que existen, junto con las almendras, cacao, soja, avellanas, nueces y cacahuetes. También
los higos secos y piñones tienen una gran proporción de este
elemento.

En el reportaje en cuestión se nos dice también que hay menos cáncer en Venezuela que en Texas. Que analicen el contenido de magnesio de la comida del venezolano y verán que es
mayor que la del texano, que como el resto de los norteamericanos toma alimentos cultivados en terrenos desequilibrados
hace muchos años por el abonado mineral, y asimismo platos
más sofisticados, con colores y sabores artificiales a los que tan
aficionados son en aquella nación.

El mismo escrito en cuestión explica que en Alemania el número de obreros de los grandes complejos médico-químicos que

sufren cáncer superior al de empresas parecidas establecidas en Holanda. Todos sabemos que en este último país se han ganado grandes extensiones de terrenos de cultivo al mar, los «polders», que habían sido suelos marinos y en los que ahora se asienta una agricultura que está protegida por diques, ya que el nivel de su terreno es inferior al del mar.

Sabemos que el agua marina es rica en sales minerales, principalmente cloruros y sulfatos de sodio, potasio y magnesio. Por ello, en estos terrenos, seguro que los alimentos allí cultivados contienen una cantidad óptima del elemento del que nos estamos ocupando.

También en la prensa hemos leído que una sola población del mundo se libra del cáncer: los hunzas, que viven en las altiplanicies del Himalaya. Los doctores de la Universidad de Bruselas que han descubierto este hecho creen que los hunzas deben hallarse protegidos contra esta enfermedad debido «a la pureza del aire y a la riqueza vitamínica de la alimentación».

Hay más lugares en el mundo con el aire puro, y si fuera por la riqueza vitamínica de la alimentación, hay personas en muchos países, y principalmente en Norteamérica, que se han atiborrado y siguen tomando grandes cantidades de vitaminas.

¿Por qué siempre piensan en ellas y tan poco en los minerales? Muchas vitaminas actúan como enzimas y coenzimas en nuestro metabolismo, pero el magnesio es también una coenzima y otras veces activador de coenzimas, y muchos nutricionistas y médicos no se paran a considerarlo apenas cuando se habla de alimentación y dietas.

En cambio, en congresos de bioquímica es uno de los elementos que más veces aparece en las reacciones que tienen lugar en los seres vivos. Cuando yo hacía notar esto a ilustres bioquímicos, premios Nobel algunos de ellos, me respondieron: Nosotros somos científicos puros y lo que descubrimos ha de haber luego otras personas que le encuentren aplicación práctica. Lo que ellos han descubierto es nada menos que lo siguiente:

Que el magnesio se necesita en todas las síntesis de los seres vivos y por ello en la reparación del ADN que ha sufrido una modificación en una de la hebras, y la ecuación química que expresa la formación de un trozo de cadena de ADN lleva claramente indicado que se necesita magnesio en el encadenamiento de los nucleótidos que formarán el trozo recompuesto.

Pero supongamos ahora que el ADN ha sufrido ataques tan fuertes a su integridad que se han modificado los dos trozos de hebra situados uno frente a otro; la reparación ya no es posible y los genes de aquella célula son distintos de los originales, por lo que en su reduplicación dará lugar a células atípicas con un ADN que codificará unas proteínas que no pueden ser iguales a las de las células primitivas.

Hoy día sabemos que en las membranas celulares hay unas proteínas que sirven para que los linfocitos, que son los glóbulos blancos que hacen la guerra a los virus y bacterias, reconozcan las células de una persona como pertenecientes a su organismo. Por ello, cuando se hace un injerto, sucede el rechazo debido a que nuestros linfocitos no reconocen como «de la casa» a las células que forman aquellos tejidos y se abalanzan sobre ellas para destruirlas.

Yo creo que cuando las modificaciones en el ADN son tan importantes como para originar células con proteínas capaces de ser detectadas como diferentes a las propias de aquel organismo, los linfocitos las destruirán igual que lo hacen con las bacterias o con otras células diferentes de las nuestras.

Como hay cánceres que se caracterizan porque la multiplicación de sus células es muy rápida, hemos de formar nosotros muy rápidamente también el ejército de glóbulos blancos que han de dar la batalla a las células distintas y fabricar los anticuerpos que neutralicen las toxinas de las células atípicas.

En esa lucha entre el tumor que se está formando y los leucocitos que intentan destruirlo, interesa que estos tengan a su abasto los elementos necesarios para reproducirse en gran cantidad y formar anticuerpos: pero ¿qué son estos y los leucocitos? Fundamentalmente proteínas, y la bioquímica viene a ayudarnos de nuevo con el conocimiento que ya tiene de la síntesis de proteínas por los seres vivos. En efecto, hoy día se sabe que en la formación de prótidos por nuestro cuerpo hay cuatro estadios: el primero consiste en la activación de los aminoácidos para unirlos a los ARN tranferidores, y hace falta ATP y magnesio; en el segundo se inicia la cadena continua, necesitándose este elemento. Asimismo, como ya dije en otra ocasión, para que los ribosomas (que es el lugar donde se forman los prótidos) no se deshagan en sus dos partes, también es preciso que se tenga una concentración determinada de cloruro magnésico en el interior celular.

Suponiendo que una persona tenga bien su sistema de enzimas, para formar proteínas en su cuerpo necesita que se le provea a este de aminoácidos y magnesio. Tanto los unos como el otro deben encontrarse en la dieta, y si en una persona con una alimentación equilibrada no faltarán aminoácidos, pues son los componentes de los prótidos con los que se alimenta, no es tan seguro, hoy día, que en la comida encuentren la cantidad óptima de magnesio que necesitan.

El premio Nobel de Fisiología se concedió en 1975 a tres investigadores por sus trabajos sobre los cánceres provocados por virus. En declaraciones a revistas científicas hechas a raíz de la concesión del premio explicaron que el 80 por 100 de los cánceres se deben al medio ambiente y a la alimentación, y que en esta enfermedad lo que se produce es un desarreglo en la información suministrada por el ADN; que ese desarreglo puede ser de cualquier tipo, y por ello no hay un rasgo común para todos los cánceres, y también sugieren que el problema puede ser de tipo eléctrico.

Esta última hipótesis está de acuerdo con una que yo sostengo sobre otra de las posibles causas del cáncer. El ADN está enrollado normalmente formando una espiral, pero cuando ciertos enzimas inducen su réplica para formar una célula hija o su transcripción en ARN mensajero para formar proteína, tiene que desenroscarse y volver a enrollarse de nuevo.

Pensemos otra vez en su estructura:

Hay dos hebras formadas por nucleótidos y estos, a su vez, por unas bases, un azúcar y ácido fosfórico. Estas dos hebras están unidas por sus bases que necesariamente han de ser complementarias, y por tanto se aparejan siempre así: timina-adenina, guanina-citosina, y esas uniones son por puentes de hidrógeno. Luego, unida la base, está el azúcar (desoxirribosa), y encadenando unos nucleótidos con otros en la misma hebra, grupos fosfatos.

Las bases quedan dentro de la espiral y los grupos fosfato hacia fuera. En el medio acuoso del interior celular estos grupos están ionizados, es decir, presentan cargas negativas situadas en la parte exterior de la espiral. Si estas cargas no están totalmente neutralizadas, cuando el ADN se desenrolla y lo hace a la velocidad de diez mil vueltas por minuto, puede suceder que, en el giro, grupos de fosfato negativos se encontrarán con otros del mismo tipo. Las cargas eléctricas del mismo signo se repelen vivamente, y esa repulsión, originada por la aproximación de cargas negativas, creo yo que puede provocar la ruptura de segmentos de nuestro código genético. Ahora bien, normalmente, el ADN es flexible porque sus capas negativas están neutralizadas por dos tipos de cargas positivas. Las de las histonas, que son unas proteínas con cargas de este tipo [1], y las de los iones de magnesio Mg^{++}.

De nuevo es la bioquímica la que ha venido en nuestra ayuda explicándonos cuáles son los factores que influyen en la flexibilidad del ADN y, por tanto, en su integridad, y otra vez nos en-

---

[1] Las histonas son proteínas con muchos restos de lisina y arginina, que son aminoácidos con cargas +.

contramos con el magnesio como elemento de importancia fundamental para evitar trastornos en nuestro código genético ya directamente con sus cargas positivas, ya indirectamente por su papel en la formación de proteínas y por tanto de histonas.

Resumiendo un poco esto que he ido explicando, puedo decirles:

a) Que en los terrenos ricos en magnesio, según estudios estadísticos hechos en Francia, hay aproximadamente la quinta parte en cánceres que en los ricos en potasio, que es un elemento mineral, antagonista del magnesio para su absorción por las plantas.

b) Que se está realizando un Atlas Mundial del Cáncer y que ya aparecen en él «puntos negros» que coinciden con zonas de yacimientos petrolíferos y ciertos complejos industriales.

c) Que en este atlas surgen unas anomalías, ya que en zonas tan ricas en petróleo como son Kuwait y Arabia Saudí hay, inexplicablemente (según los que lo han estudiado), menos cánceres que en zonas homólogas de Rusia o Norteamérica.

Y en los complejos químicos de Holanda, similares a otros de Alemania, también hay una tasa menor de cánceres entre los obreros holandeses que entre los alemanes.

d) Y que hay un grupo humano, los hunzas del Himalaya, en el que no se conoce el cáncer, y yo les añado que hay otros en los que se dan poquísimos casos, o sea, prácticamente entre ellos no existe, como en ciertas zonas de África y de Asia Menor.

Por otro lado sabemos:

1) Que en los países que hace años utilizan el abonado químico que ha desequilibrado los suelos, las personas no encuentran la cantidad de magnesio óptima en su dieta. Y no solo por esa razón, sino porque además son gentes que normalmente están usando sal seca (sin magnesio) y cereales refinados, perdiendo las vitaminas y minerales que hay en la envoltura y germen de los mismos.

2) Conocemos, gracias a la bioquímica, el papel que juega el magnesio en nuestro organismo y lo resumiré:

— Interviene en todas las síntesis de nuestro cuerpo y en la absorción de sustancias por la célula, cuando para ello hay gasto de energía y, en consecuencia, en la transmisión de la corriente nerviosa y en la relajación muscular.

Por su intervención en la síntesis o formación de nuevas sustancias, el magnesio tiene un papel primordial en la reparación de las lesiones del ADN (esta reparación puede hacerse cuando la mutación o cambio afecta a una sola de las hebras).

Debido a la necesidad de este elemento en las biosíntesis, sabemos que también es fundamental en la formación de proteínas. Y nuestro sistema de inmunorrespuesta está basado en la necesidad de formar rápidamente prótidos, pues tanto los anticuerpos como los linfocitos están constituidos por proteínas.

— Pero aún sabemos más, y es que la flexibilidad del ADN, y por tanto su integridad, está condicionada a la presencia de iones de magnesio y de unas proteínas llamadas histonas que, con sus cargas positivas, neutralizan y evitan la rigidez de la doble hélice y, con ello, seguramente su ruptura.

Por todo ello, cuando los investigadores de todo el mundo encuentran que, en circunstancias aparentemente iguales, se produce una distinta incidencia de cáncer, a mí me parece lógico y sensato buscar si hay una diferente cantidad de magnesio en la ración alimenticia de unos y otros grupos.

Hay muchas personas, sobre todo en Francia, que están tomando sales de magnesio para complementar el déficit de la dieta. Entre ellas, algunas morirán de cáncer posiblemente. ¿No les ha servido de nada el tomarlo? El magnesio no cura todos los cánceres, es preventivo, es decir, lo ahoga en las primeras fases, cuando la persona ni siquiera sospecha que su código genético ha sufrido una modificación o cuando las células distintas que se le hayan podido formar son tan pocas que no le producen perturbaciones.

Podemos decir que el magnesio cura el cáncer cuando aún este no se ha declarado. Por ello yo siempre digo que su papel es el de preventivo contra esta enfermedad.

Si una persona toma magnesio, no sabrá si a ella este elemento le ha evitado la formación de un tumor maligno. Solo se notará su acción a nivel estadístico; o sea, teniendo en cuenta los casos detectados como promedio entre cierta población y los que aparecen si esas mismas personas tienen en su organismo suficiente cantidad de magnesio; o bien comparando las estadísticas del número de personas cancerosas en dos o más situaciones equivalentes en apariencia, pero distintas en la realidad, porque los alimentos tengan una mayor proporción de este elemento en un grupo que en otro.

Por ahí tienen que ir las investigaciones a mi modo de ver, entre lo que pasa en Holanda y Alemania y en las distintas zonas petrolíferas que presentan una distinta incidencia de cáncer.

Magnesio y artrosis

La proteína más abundante en los vertebrados superiores, y por tanto en el hombre, es el colágeno, que constituye más de un tercio de los prótidos totales del cuerpo. El colágeno abunda en el tejido conjuntivo, cartilaginoso y en la matriz orgánica del hueso. También bajo la piel, en las paredes de los vasos sanguíneos y en las encías.

Hemos dicho a lo largo de este libro, en varias ocasiones, cómo se necesita magnesio en la síntesis proteica, y se sabe que hay muchos genes repetidos en nuestro ADN, y suponen los bioquímicos que tienen como misión codificar la formación de colágeno y anticuerpos.

Esta proteína, necesaria junto con otros compuestos, para reponer el desgaste que sufren las articulaciones y los discos intervertebrales, sin embargo, no es de vital importancia para la supervivencia del organismo, ya que forma fundamentalmente tejidos conectivos (que unen tejidos u órganos unos con otros) y cartílagos. Podemos, por ello, suponer que si faltan elementos para fabricar todos los prótidos necesarios para la salud y conservación de nuestro cuerpo, este seleccionará la formación de los más importantes para su supervivencia como hormonas, enzimas, neurotransmisores, etc., y quedarán relegados a un segundo plano los necesarios para la reposición de cartílagos y tejido conjuntivo.

La poliartritis crónica progresiva y la artrosis son dos enfermedades de «origen oscuro» según algunos tratados de medicina, cuya incidencia aumenta paradójicamente en los países adelantados en los que la alimentación es más rica en prótidos y que es más frecuente en las mujeres.

Si achacamos esta degeneración de los cartílagos y huesos a la deficiencia de magnesio, queda clarísimo que personas bien alimentadas la padezcan cada vez en mayor número, como también el que sean las mujeres las que dan mayor contingente de enfermos, puesto que durante el embarazo sus necesidades en magnesio se triplican y, como generalmente no se acrecienta el suministro del mismo, sus propias reservas se movilizan a favor del feto.

Esta teoría la he comprobado en personas que presentaban estos problemas y en mí misma. El tratamiento es lento, entre uno y dos años. Cuando el problema está avanzado, puede alargarse a cinco o seis años, y sobre todo en las caderas. Es eficaz siempre que, naturalmente, no falten proteínas en la dieta y vitamina C. El papel de esta última es permitir que cuando se han formado las hileras de aminoácidos encadenados que formarán el colágeno pueden unirse estas de tres en tres, ya que esta proteína tiene también forma de hélice, pero con tres hebras. Estas se unen entre sí por puentes de hidrógeno, y para que estos puedan formarse es necesaria la acción de la vitamina C que transformará los aminoácidos llamados prolina en hidroxiprolina y ya pueden formar esas uniones de «puentes de hidrógeno».

El escorbuto era una enfermedad que no permitía la reposición del colágeno, concretamente porque no se podía formar la hélice explicada de las tres hebras, y, en consecuencia, el tejido conjuntivo de las encías y vasos sanguíneos se iba destruyendo sin poder regenerarse, dando lugar a derrames de sangre y a la caída de dientes y muelas.

Aunque no lo había leído nunca, siempre sospeché que la carencia de vitamina C tenía que originar también artrosis, y por fin, en una descripción del escorbuto hecha por un médico antiguo, creo recordar que de la armada inglesa, explicaba que los atacados por esta enfermedad que vivían lo suficiente, eran «víctimas de artralgias» (dolores en las articulaciones) y se les quedaban rígidas las rodillas.

En los marinos antiguos era frecuente la carencia de vitamina C, ya que en viajes largos pasaban meses en el mar, comiendo carnes curadas y galletas, faltándoles frutas y verduras frescas, que hemos explicado son los alimentos que nos suministran esta vitamina.

Normalmente, en nuestro país, cuando hay personas con artrosis, yo investigo su dieta y en general no les faltan prótidos ni vitamina C, sino magnesio. En la actualidad hay muchas señoras que no toman estos alimentos en las cenas y tampoco en el desayuno.

Magnesio y descalcificación ósea

El mineral del que estamos tratando influye también en la calcificación de los huesos. El calcio que tomamos con los alimentos, singularmente con la leche y quesos, frutos secos y legumbres, cuando pasa a la sangre, en gran parte viaja en esta «camuflado» podríamos decir; va englobado en una proteína especial, transportadora de este elemento para depositarlo en los huesos. El calcio iónico, que podríamos decir va desnudo, tiene una tendencia muy grande a dar sales insolubles con las grasas, ácidos grasos y colesterol de los ateromas de las arterias, con lo que se endurecen estos vasos y se tiene arteriosclerosis (la palabra «escleros» significa duro).

Es posible que esta proteína transportadora de calcio no se forme en la cantidad precisa como ocurre con la colágena de los cartílagos, pues cada día hay mayor número de personas con las arterias endurecidas por ateromas calcificados y con los huesos descalcificados. Como en el caso de la artrosis, se da el hecho insólito de que las personas que toman mayor cantidad de calcio con los alimentos, que son las de los países adelantados que hacen un gran consumo de leche y quesos, son las que precisamente presentan cada vez en mayor número el problema de la descalcificación de su esqueleto.

Y fundamentalmente, la osteoporosis se debe a que, como en la artrosis, la persona que no fabrica colágeno no tiene el soporte en el que se fija el calcio en los huesos, ya que la parte mineral de los mismos necesita una base orgánica que tiene la cualidad de tomarlo de la sangre y en forma de fosfato, retenerlo para darle consistencia.

En nuestro país es muy corriente que el desayuno sea ligero; incluso las personas que procuran que sea más completo lo hacen a base de cereales o fruta, mantequilla y mermelada. A este se une otro problema, y es que gran cantidad de mujeres cenan a base de verdura y fruta o fruta y un yogur.

A todas estas personas les aviso que, además de magnesio en distintas presentaciones, como cloruro, carbonato y también de lactato en polvo o en comprimidos, encontrarán entre estos unos que llevan colágeno con magnesio. Estos son los que deben elegir cuando en su alimentación hay pocas proteínas en alguna de las tomas de alimentos del día. Por ejemplo: si se hacen mal desayuno y cena, les recomiendo 5-0-5, y si toman pocas (pero algo) en las tres comidas, 3-3-3.

Magnesio y cálculo de oxalato cálcico

En el II Simposio Mundial sobre el magnesio se presentaron varias ponencias en las que relacionaba la calcificación de los riñones por formaciones de oxalatos con la deficiencia de magnesio. Asimismo, médicos españoles y franceses presentaron ponencias sobre la disolución de cálculos de oxalato a base de un tratamiento con compuestos de magnesio.

Arteriosclerosis

Hemos hablado de la misma, de pasada, al tratar de la descalcificación de los huesos, pero vale la pena insistir sobre el tema. Sabemos que los médicos dicen que «una persona tiene la edad de sus arterias». Esta frase indica que unos vasos flexibles que permiten bien el paso del flujo de la sangre, mantienen en buenas condiciones el riego del cerebro, corazón y de todas las partes vitales de nuestro cuerpo. Hay ciertas regiones del mundo en las que se dan grupos de personas que a los cien años se conservan con la cabeza clara y en buena forma física.

Estos grupos de habitantes de países centroeuropeos, y singularmente de ciertas zonas de Rusia, Armenia y norte del Irán, tienen en común una longevidad superior a la nuestra, y en reportajes y trabajos en los que se nos habla de ellos nos explican cómo hay hombres que se casan ancianos y a la edad de un siglo engendran hijos y que en ocasiones su vida se alarga hasta los 140 y 150 años.

Ahora conozcan un dato que leí en un librito que hablaba del magnesio. En este se explicaba que el río Tigris es el que lleva mayor cantidad de este elemento en sus aguas. Si ahora buscan en un atlas mundial, verán que este río y sus afluentes proceden de estas regiones de Rusia, Armenia e Irán, en las que la gente es muy longeva y donde apenas se conoce la arteriosclerosis ni el cáncer.

Algunos autores de trabajos sobre estos grupos humanos atribuyen al pan de centeno y a ciertos tipos de yogur que consumen estas personas el que les conserven la salud, pero yo pienso que se tendría que analizar los suelos de cultivo de las zonas en que viven estas personas, y estoy segura de que se encontrará magnesio fácilmente asimilable por las plantas. Esta sospecha que yo tenía, creo que en parte viene confirmada por lo que les explicaba de la riqueza de las aguas del Tigris en el elemento mineral que tratamos.

¿Cómo influye el magnesio en el problema de la arteriosclerosis? De dos modos.

Primera. Cuando las paredes de las arterias son lisas, no se producen con facilidad los depósitos de grasas y colesterol, de los que hemos hablado. Todos sabemos que una tubería limpia desagua bien; en cambio, cuando empieza a obstruirse, el paso del tubo disminuye muy rápidamente, pues los primeros depósitos favorecen la retención de otras sustancias y el proceso va continuando agravándose más rápidamente cuanto menor es el paso libre que va quedando en el desagüe.

¿Cómo se deterioran las arterias? Primero estudiemos su constitución para entenderlo. La pared arterial consta de tres capas: la interna, formada por un endotelio y fibras elásticas constituidas por elastina y colágeno luego viene una capa intermedia formada por fibras de músculo liso y más sustancias elásticas, y luego tenemos la capa externa formada por tejido conjuntivo.

Con estas consideraciones estamos de nuevo ante el problema de formación de colágeno y otras proteínas en cantidad suficiente para mantener las paredes de los vasos lisos y en condiciones de que no se dejen infiltrar por los residuos que permanentemente arrastra la sangre. Si la primera capa arterial no fabrica los distintos elementos que constituyen el apoyo entre unas células y otras y con las otras capas en la cantidad debida, la pared es menos sólida, ofrece grietas en las que se situarán las grasas y colesterol y tendremos los primeros depósitos formados, que serán los que desencadenarán el deterioro progresivo de las arterias por la acumulación de más grasas, coagulitos de sangre, lipoproteínas, etc., que irán estrechando cada vez más rápidamente la luz de los vasos.

Esos elementos de apoyo entre unas células con otras, y entre las distintas capas de tejidos de las arterias, están constituidos fundamentalmente por colágeno y elastina, y debido a la falta de magnesio, necesario para formar las proteínas por los seres vivos, hoy se sabe que no podemos reponer el colágeno de nuestro organismo con la velocidad y las cantidades ideales para mantenerlo en perfectas condiciones.

Achacan algunos médicos el deterioro de las arterias a la falta de colágeno que provoca las primeras infiltraciones de sustancias en las paredes de los vasos, pero la causa a la que atribuyen el déficit de formación del mismo la relacionan con la carencia de ciertos microelementos, como son el cobre, cobalto, litio, flúor, arsénico, silicio, boro, etc.

Estos micronutrientes los necesitamos en cantidades tan ínfimas que, aun en cualquier caso aislado que puede producirse alguna deficiencia de los mismos, es difícil de diagnosticar y de corregir, pues tomados en cantidades superiores a nuestros requerimientos enseguida resultan tóxicos.

Además, nunca hay que perder de vista que la arteriosclerosis es un común denominador a todos los países adelantados, es decir, a aquellos que hace años están desequilibrando los suelos con el abonado químico, y es cierto y reconocido que en estos países se ha producido un empobrecimiento de los terrenos de labor en magnesio, que es un elemento imprescindible en la formación de prótidos por los seres vivos.

Junto a esto, sabemos también que una peladura o lesión en la íntima de las arterias, produce la formación de pequeños coágulos que, al ser un obstáculo en el flujo sanguíneo, provocan el depósito de los materiales sólidos, como son el colesterol y las grasas saturadas.

Segunda. La calcificación de los depósitos grasosos está asimismo íntimamente relacionada con la deficiencia de magnesio en el hombre moderno, ya que como hemos explicado anteriormente se ha producido debido a la falta de proteínas transportadoras, un exceso de calcio iónico en la sangre, que podríamos llamar en cierta manera calcio desnudo, frente al calcio «camuflado», que es el que va englobado en las citadas proteínas que lo conducen hasta los huesos.

Este calcio libre de la sangre es el que endurece los ateromas que tapizan las paredes arteriales, y su proporción ha aumentado en los habitantes de los países adelantados, que son los que por una deficiencia de magnesio en su alimentación no pueden fabricar ciertas proteínas en las cantidades necesarias, incluido, naturalmente, el colágeno de los huesos, que es donde debiera depositarse.

Vulnerabilidad del hombre y de los animales
de granja frente a las infecciones

Otros de los problemas de los países adelantados es la cantidad de horas de trabajo que pierden sus habitantes debido a que han de guardar cama por gripes y resfriados.

Además, los animales criados en granjas son cada vez más débiles frente a los ataques de bacterias y virus y crecen atiborrados de vacunas y antibióticos.

¿Cómo nos defendemos de los agentes infecciosos? Atacándolos con nuestros glóbulos blancos y con los anticuerpos fabricados por ellos. Tanto los unos como los otros son, fundamentalmente, proteínas que hemos de fabricar rápidamente en el momento de sufrir la infección, y aquí ya no voy a alargarme más en la explicación. Recuerden lo que he dicho tantas veces sobre la formación de prótidos por los seres vivos, y aparece clara la relación entre deficiencia de magnesio y aumento de gripes, resfriados... en los humanos, y mamitis, aftosa y pestes en los animales.

Por otra parte, ¿recuerdan cómo eran los huesos de los pollos que se comían hace cincuenta años? Blancos, brillantes, con irisaciones, lisos y sin manchas.

¿Cómo son los huesos de los pollos actuales? Grises, sin brillo, con manchas marrones como de sangre, ásperos y rasposos, con signos de tener derrames.

Aquella membrana blanca, reluciente, lisa, bonita e irisada que recubría los huesos, que se llama periostio, apenas se ve hoy en los pobres pollos actuales, llenos de hematomas en las alas y patas y con esos huesos descalcificados y ásperos.

Les voy a dar un dato muy significativo que les permitirá entender el porqué del feo aspecto de los huesos de los pollos actuales, que seguro es comparable en cierta medida al de los huesos humanos. En el ya mencionado II Simposio Mundial sobre el magnesio hubo una doctora americana que nos explicó cuáles eran los tejidos humanos más ricos en calcio, silicio y magnesio. Pues bien, este último se encuentra en mayor proporción en las células del periostio, o sea, la membrana que recubre los huesos, y es lógico: las articulaciones de los mismos son los lugares del cuerpo humano que sufren un mayor desgaste y, en consecuencia, en las mismas se deben estar formando grandes cantidades de colágeno y otras proteínas que formarán el cartílago nuevo que debe reponer el desgaste.

A estos pollos que tienen derrames sé, por personas que crían aves, que les ponen antibióticos creyendo que es algún virus el que los provoca. Estoy convencida que si añaden más magnesio a los piensos se acabarán los derrames y de paso muchas enfermedades.

¿Y qué me dicen de los toros de lidia que se caen? Pues les fallan las rodillas como a tantas y tantas mujeres que han conseguido superar esta dolencia tomando un poco de magnesio cada día.

En Rumanía se está dando magnesio a los niños con bronquitis crónica, y en Francia hay mucha literatura sobre las enfermedades que el doctor Delbet y los seguidores de su escuela, doctores Neveu, Boisy, etc., trataron con éxito utilizando sales de este mineral.

10

Deficiencia de hierro. Manifestaciones de la misma

He dicho en otros capítulos que el oxígeno es nuestro alimento gaseoso. En efecto, todas las combustiones que tienen lugar en nuestro cuerpo necesitan este elemento. El oxígeno lo tomamos con el aire que penetra en nuestros pulmones, y en ellos entra en contacto con la sangre que llega a los alvéolos pulmonares y se fija a la hemoglobina de los glóbulos rojos, y, conducido por estos, va primero al corazón; luego, esta sangre oxigenada sale del mismo por la arteria aorta que, ramificándose en todo el cuerpo, conduce este gas a todas las células del organismo.

Hoy sabemos la composición exacta de la hemoglobina y que en ella hay cuatro átomos de hierro, los cuales son precisamente el elemento que fija el oxígeno que hay en el aire y el que lo conduce y distribuye por todo el cuerpo.

Tenemos alrededor de cinco gramos de hierro en total en nuestro organismo. Algo más de la mitad se encuentra en la hemoglobina de la sangre; el resto está repartido entre el hígado, bazo, médula roja de los huesos, pared intestinal, plasma sanguíneo, etc. Además del papel de fijador del oxígeno y distribuidor del mismo, el hierro interviene en muchísimas reacciones de nuestro metabolismo.

Se considera que la dieta debe aportar 10 miligramos de hierro a los hombres y 15 a las mujeres; ello es debido a que estas pierden sangre, y en consecuencia hierro, todos los meses con la menstruación. Si falta hierro, falta el elemento que fija y distribuye el oxígeno, y, en consecuencia, las combustiones que hemos de realizar en el organismo para obtener energía no se hacen en la medida necesaria y la vida va como al ralentí; no se tienen ganas de trabajar, ni de salir; si se está sentada, aunque se vea el trabajo que se tiene por delante, faltan fuerzas y ánimo para incorporarse; el levantarse de la cama por la mañana cuesta enormemente, etc. Lo grave es que el cerebro consume alrededor de un 22 por 100 del oxígeno que tomamos, y, en consecuencia, su actividad también queda disminuida. Este problema se agrava si la persona, además, tiene la presión sanguínea baja y también si hay ateromas en las arterías que lo riegan.

Otro problema que conduce a los mismos efectos es la respiración de aire viciado, pobre en oxígeno, por la permanencia prolongada de muchas personas en una habitación, hecho corriente en las aulas de los colegios. También por la estancia en una habitación pequeña con una estufa encendida.

Resumiendo. Una persona puede estar en baja forma física y mental por falta de hierro, por tener la presión sanguínea baja, porque sus arterias estén medio obstruidas por ateromas de grasa (que ordinariamente además se calcifican) o por respirar aire pobre en oxígeno. Todas estas circunstancias conducen a lo mismo, a un déficit en este elemento gaseoso necesario en la química de nuestro cuerpo.

También el trabajo intelectual puede estar perjudicado por la falta de sustancias a partir de las cuales fabricamos neurotransmisores; tales son algunos aminoácidos como la tirosina y el triptófano que faltan en ciertas proteínas vegetales.

Los alimentos ricos en hierro son el hígado, riñones, intestino, atún, salmón, mejillones, cacao, zumo de manzana, etc. El zumo de manzana es muy importante, pues un litro contiene unos 25 miligramos de hierro. Sabiendo que una mujer necesita 15 miligramos al día, se puede suplementar el de la dieta tomando este zumo a media mañana, por la tarde e incluso con las comidas.

En el siguiente capítulo damos más datos al respecto.

Deficiencia en complejo B

La deficiencia de este complejo vitamínico produce trastornos metabólicos que se manifiestan en dolores de cabeza, dolores frontales, también de muslos y piernas, dolor en el fondo de los ojos, irritabilidad en los mismos, hipersensibilidad a la luz, formación de grietas (boqueras) en las comisuras de los labios, dificultad en la absorción de hierro, etc.

Los alimentos corrientes más ricos en estas vitaminas son el hígado, riñones, cascarilla de los cereales, huevos, leche, germen de trigo, lengua, mero, atún, frutos secos y harinas completas.

Como los alimentos citados se han suprimido o restringido en el momento actual, lo más recomendable es tomar de 2 a 4 comprimidos diarios de levadura de cerveza o de esta con germen de trigo.

Fósforo

También hemos limitado mucho la ingesta de este alimento, que abunda en las vísceras y yemas de huevo, pero es fácil compensar esto tomando lecitina de soja.

11
Hierbas medicinales

La utilización de las plantas en la corrección de desequilibrios funcionales es sin duda tan antigua como el hombre.

Hoy día es una verdadera ciencia que tiene la ventaja de tener como base una experiencia que a veces se remonta a cientos e incluso a miles de años.

La mayoría de las personas viven en la actualidad en las ciudades, y eso las ha apartado del campo, del bosque y del conocimiento de las hierbas medicinales que allí se encuentran.

Durante años, y debido al auge que han tenido los específicos con el descubrimiento de las sulfas y antibióticos y las extraordinarias curaciones que con ellos se han obtenido, los remedios llamados caseros cayeron en desuso. Pero el abuso que se ha hecho de las medicinas y de ciertas drogas ha convertido a estas en armas de doble filo; su utilización inadecuada y a veces sin control médico ha producido muchos y a veces graves trastornos hepáticos, nerviosos y digestivos.

Por esta razón se vuelve de nuevo a la utilización de remedios suaves, aunque eficaces, como son las infusiones de hierbas. Estos tratamientos tienen en su apoyo la experiencia adquirida por su uso a lo largo de la historia de la vida del hombre.

El agua

El agua constituye el 60 por 100 aproximadamente del peso del hombre, y todas las reacciones químicas que tienen lugar en su organismo, como la digestión de alimentos y metabolismo, han de realizarse en medio acuoso. El suero sanguíneo está formado en su mayor parte por agua, y las secreciones del cuerpo como la saliva, las lágrimas, jugos digestivos, orina y sudor, también son una disolución de determinadas sustancias y sales en agua.

Se recomienda, por tanto, la ingestión de uno y medio a dos litros diarios de ese líquido, incluido el que llevan las bebidas, sopas, frutas y verduras; por ello, para ingerir la cantidad necesaria de agua, cada vez se usan más las infusiones después de las comidas (o entre ellas), pues a la vez que son una agradabilísima bebida pueden contribuir eficazmente a resolver problemas no solamente digestivos, sino renales, reumáticos, circulatorios, bronquiales, etc.

Por ello haremos un repaso de los efectos de las siguientes hierbas: tilo, menta, poleo, manzanilla, hierba Luisa (verbena), boldo y té de Ceilán.

Diferentes formas de preparación de las plantas medicinales

Las más corrientes son la decocción, tisana, infusión y maceración.

Decocción o cocimiento. Esta operación se realiza haciendo hervir las plantas en agua de 10 a 30 minutos; en algún caso especial se cuecen en vino.

Tisana. Se obtiene esta preparación poniendo agua a hervir, echando las hierbas y dejándolas en ebullición uno o dos minutos. Se retirán del fuego y, después de que hayan reposado unos cinco minutos, se cuelan y están listas para tomarse. Se pueden endulzar con azúcar, miel o un edulcorante.

Infusión. Suele ser el modo más usual de preparación. Consiste en verter el agua hirviendo sobre las plantas (o también añadiendo las plantas en el agua en el momento en que esta comienza a hervir y retirando inmediatamente del fuego). Se tapa el recipiente y se deja enfriar durante unos minutos según indique el modo de preparación. Se cuela y endulza con azúcar, un edulcorante o miel. Los remedios caseros más corrientes, menta, manzanilla, tila boldo, té..., se toman en forma de infusión y cada día se utilizan más en todo el mundo infusiones preparadas con mezclas adecuadas de plantas.

Maceración. Es el modo más sencillo de utilizar las plantas; para ello basta ponerlas en un recipiente con agua fría y dejarlas en el mismo el tiempo señalado.

Tilo (*Tilia sylvestris*)

Este hermoso árbol tiene copas inmensas si crece aislado, pero muy corrientemente se le encuentra formando avenidas en parques, jardines y paseos, ya que su elegante porte y su belleza lo hacen adecuado para este fin.

Sus hojas, muy decorativas, son de dos tonos de verde: más oscuro por encima y de un tono más pálido y suavemente vellosas en el envés. Algunas variedades lo tienen casi aterciopelado, lo que les da una bella tonalidad plateada que contrasta con el otro verde del follaje y el marrón oscuro del tronco y ramas.

Pero aún tiene la cualidad de que sus flores están maravillosamente perfumadas con un suave aroma que embalsama el ambiente y que recuerda el de alguna miel. Esto no puede extrañarnos, ya que las abejas acuden presurosas a libar el néctar de estas cuando se abren en junio/julio. Las flores del tilo son de un amarillo pálido y se agrupan en corimbos que se recogen en un largo pedúnculo al cual va adherida una bráctea; este se inserta junto a los nudos de donde nacen las hojas en las ramas tiernas.

La utilización más usual que se da a las flores es como sedante, tomadas en infusiones. Para prepararlas es mejor utilizar las flores solas y separarlas de la bráctea (parecida a una hoja larga) que veces las acompaña. Se ponen unas cuantas flores en una taza y se vierte sobre las mismas agua hirviendo dejando reposar de tres a cinco minutos. Se cuela y se obtiene una bebida delicadamente perfumada y de agradabilísimo sabor que se toma después de la comida para disminuir la tensión nerviosa y después de la cena para conciliar un sueño reparador. Suele endulzarse con azúcar y hay personas que lo hacen con miel, con la que armoniza maravillosamente. Hay quien le añade una cucharadita de agua de azahar, lo que realza su acción sedativa.

A los niños nerviosos conviene bañarlos antes de acostarlos en un agua a la que se haya añadido una decocción preparada dejando hervir un rato, un puñado de flores en un litro de agua. Los niños inquietos descansarán y sus padres también.

La infusión de tila tiene además una benéfica acción sobre el exceso de acidez del estómago.

Menta (*Mentha piperita*)

Esta planta, llamada también hierbabuena, tiene su origen en Europa, y a través de los tiempos se ha utilizado muchísimo como condimento de sopas, guisos y asados, en pastelería y bombonería, en licores y refrescos y en farmacia y perfumería.

Su principio activo es un aceite esencial de un agradabilísimo y penetrante aroma. A veces, yendo por el bosque, hemos pisado o nos hemos sentado sobre una plantita de menta que ha esparcido en el ambiente un agradable olor.

Todos los autores están de acuerdo en su acción estimulante sobre el aparato digestivo e hígado, aumentando la secreción de bilis. Tomada después de las comidas evita el amodorramiento subsiguiente.

También se le atribuye acción afrodisíaca, y por ello en los países islámicos toman el té con menta.

Comúnmente se usa en infusiones para las que se utilizan las hojas y las sumidades floridas que se preparan vertiendo agua caliente y azucarada sobre unas cuatro o cinco hojas. En cantidad más concentrada (unos 50 gramos de hojas por litro) se usa para gargarismos o para loción contra los poros dilatados de las pieles grasas. La misma loción tiene beneficiosos efectos aplicada en compresas sobre la cara y frente, para las neuralgias faciales y migrañas.

El mal aliento, gingivitis y estomatitis se combaten también con enjuagues de infusión de menta. Hay personas que le añaden tomillo (*frigola*) para estos usos.

Poleo (*Mentha pulegium*) (también llamada *Puliol*)

Esta variedad de menta tiene sus hojas lanceoladas y opuestas; miradas a contraluz se observan en ellas muchos puntos claros que son las bolsas de esencia. Sus flores hacen como borlitas o pompones en las axilas de los pares de hojas superiores y son de un bonito tono malva, rosa o blanco.

Toda la planta, y sobre todo las hojas, huelen a mentol.

Sus propiedades son parecidas a las de la menta y se usa como digestiva. Facilita el peristaltismo intestinal y con ello la expulsión de los gases; por ello la gente del campo la utiliza mucho contra los dolores de vientre.

También facilita la secreción bronquítica y la expectoración, por lo que se usa contra la tos y el asma.

Frotándose el cuerpo con ella se ahuyentan las pulgas (en latín *pulex*) y el humo que se produce al quemarlo las mata. De esa acción contra las pulgas creen algunos que viene su nombre.

El poleo se utiliza en infusiones echando el agua, una vez pasado el hervor, sobre dos o tres brotecitos por taza. Puede endulzarse con azúcar o miel y se toma después de la comida y cena.

Manzanilla (*Camomilla officinalis*)

Esta planta, también llamada Camomilla, es quizá la más popular de las plantas medicinales. Todo el mundo conoce sus efectos beneficiosos sobre las malas digestiones y para calmar los dolores de los cólicos gastrointestinales y hepáticos. También, desde muy antiguo, se utiliza con sorprendente éxito contra las neuralgias y migrañas de origen digestivo o de otro tipo.

La infusión que se prepara, vertiendo agua hirviendo sobre 8 ó 10 flores por taza, tiene un bonito tono dorado y es muy aromática; puede endulzarse con azúcar, un edulcorante o miel. La misma, tomada media hora antes de las comidas, es excelente para abrir el apetito y por ello la manzanilla entra en la composición de todos los aperitivos.

Preparada en infusión concentrada es un vomitivo muy eficaz y en decocción es ideal para usarla en forma de compresas tibias contra la inflamación de los párpados.

La misma decocción más concentrada, utilizada en compresas, calma los dolores, sean reumáticos o debidos a caídas o golpes.

Aún encuentra otra aplicación el cocimiento de las flores, y es para dar reflejos dorados a los cabellos castaño claro.

Una variedad, llamada matricaria, es ideal contra los dolores de las reglas difíciles.

Hierba Luisa

Este aromático arbusto tiene las hojas estrechas y lanceoladas, un poco ásperas, que despiden un agradable olor a limón y están agrupadas en número de tres o cuatro en cada nudo. Las flores forman racimos y tienen color lila pálido, apareciendo en verano. Es originaria de América del Sur.

De las hojas se extrae una esencia que contiene, entre otros compuestos, limoneno, geramiol y citral. Las hojas y flores se utilizan como digestivas contra el flato, pues son un buen tónico estomacal.

Se prepara la infusión echando agua hirviente sobre un pellizco de hojas y se tapa bien en la taza.

Se cuela y puede tomarse con azúcar después de comer y cenar.

No solo se utiliza contra las digestiones pesadas, dolor de estómago y vómitos, sino también en trastornos nerviosos.

Boldo

Es un árbol de hoja perenne, oriundo de Chile. Sus propiedades terapéuticas se descubrieron por un azar; un rebaño de corderos afectados de una enfermedad hepática fueron encerrados en una cerca hecha con ramas de boldo. Los corderos devoraron con avidez las hojas de dichas ramas y en poco tiempo se curaron completamente.

En Europa se introdujo en la segunda mitad del siglo XIX y tiene fama de ser un buen remedio para todas las afecciones del hígado.

Parece ser que el boldo actúa principalmente sobre las propiedades físicas y químicas de la bilis volviéndola más fluida y menos viscosa; por ello se explican los buenos resultados que se obtienen con el boldo en la litiasis biliar. Es también un tónico amargo y aromático que estimula las funciones digestivas.

Se prepara en infusión con un pellizco de hojas sobre el que se añade agua hirviendo; se deja reposar tapado y se toma antes o después de las comidas. Cada cual notará cómo le sienta mejor para su problema.

Té de Ceilán

El uso del té, tan extendido en Oriente y norte de África, se divulgó en Europa principalmente por los ingleses. Estos adquirieron la costumbre de tomar esta agradabilísima y aromática infusión en sus colonias de Extremo Oriente y se extendió a la metrópoli, en donde el té se convirtió en la bebida nacional. No puede extrañarnos su éxito si tenemos en cuenta que el té se puede tomar frío y caliente; con leche, con limón y con menta, y que en todos los casos es la bebida ideal para quitar la sed.

Pero, además, el té es diurético, tonificante y de paladar delicioso. A la primera cualidad mencionada se atribuye la esbeltez de los ingleses, que siendo un pueblo muy amante de los dulces, mermeladas, galletas, *cakes*, y el bacón o tocino ahumado, mantiene en general una silueta envidiable.

El té es ideal para acompañar el desayuno, para tomarlo a media mañana, para terminar la comida, insustituible en la merienda, y hay personas que con una taza de té acaban la cena y la jornada.

Aplicaciones más usuales de las infusiones

Afrodisíaca: Menta, ajedrea.
Analgésica: Menta, manzanilla (compresas).
Aliento: Enjuagues, infusión menta.
Aperitivo: Infusión manzanilla media hora antes de las comidas.
Bilis: Boldo, menta, poleo, manzanilla.
Bronquios: Menta, poleo.
Cabellos rubios: Manzanilla.
Cólicos hepáticos: Manzanilla, boldo.

Contusiones: Compresas de manzanilla.

Cuperosa: Compresas de manzanilla.

Digestión: Menta, manzanilla, poleo, hierba Luisa.

Diurético: Té, menta, equiseto, estigmas de maíz.

Dolores (golpes, reumáticos): Compresas de manzanilla.

Dolores (estómago, hígado): Manzanilla, menta, poleo, hierba Luisa.

Estimulantes: Menta, té.

Estómago: Menta, manzanilla, hierba Luisa, poleo.

Estomatitis: Enjuagues con infusión de menta.

Flato: Menta, hierba Luisa, poleo, anís, hinojos.

Gases: Menta, poleo, hierba Luisa, anís, hinojos.

Gingivitis: Enjuagues con infusión de menta.

Golpes: Compresas de manzanilla.

Gripes: Menta, poleo, manzanilla.

Hígado: Manzanilla, menta, boldo.

Insomnio: Tila, menta, azahar.

Litiasis biliar: Boldo, menta, manzanilla.

Malas digestiones: Menta, manzanilla, hierba Luisa, poleo, boldo, anís, hinojos.

Migrañas: Compresas de manzanilla.

Nervios: Tila, azahar.

Neuralgias: Compresas de manzanilla y menta.

Ojos: Compresas de manzanilla.

Párpados inflamados: Compresas de manzanilla y de té.

Piedras vesícula: Boldo, manzanilla, menta.

Piel grasa: Compresas menta.

Poros dilatados: Compresas de menta.
Reglas dolorosas: Infusión de manzanilla.
Resfriados: Menta, poleo.
Sueño: Tila, azahar.
Tónicos: Menta, manzanilla, poleo, hierba Luisa, té.
Tos: Menta, poleo.
Vesícula: Boldo, manzanilla, menta.
Vomitivo: Infusión concentrada de manzanilla.

Glosario

Ácidos grasos esenciales

Son aquellos que nuestro organismo no puede fabricar y hemos de tomarlos en los alimentos ya hechos. El más importante es el ácido linoleico, que tiene 18 átomos de carbono y dos enlaces insaturados. Nuestro cuerpo forma con ellos unas sustancias denominadas prostaglandinas.

ADN o Ácido desoxirribonucleico

Es el compuesto que se encuentra en el núcleo celular y que encierra el código genético en una especie de lenguaje cifrado, encerrado en la secuencia de bases púricas y pirimídicas del mismo. Cada tres de estas bases codifican un determinado aminoácido; como el orden y proporción en que estos entran en una determinada proteína está regido por estas tripletes de bases o «codones», el ADN es el que ordena cómo serán nuestros prótidos y, en realidad, todo nuestro cuerpo.

m-ARN o Ácido ribonucleico mensajero

Cuando las células han de formar una proteína determinada, ciertos enzimas hacen que el ADN se desenrosque en el segmento que la codifica, y se forma el ARN mensajero, que es como una cinta que lleva transcrito el mensaje del ADN que indica cuáles son los aminoácidos y en qué orden deben estar colocados para formar la proteína que se necesita.

t-ARN o transferidores

Son unos ácidos ribonucleicos que tienen un trozo, llamado «anticodón», que reconoce al triplete de bases, o «codón», del ARN mensajero que codifica un aminoácido determinado, el cual, si está unido al t-ARN, este lo cederá en la formación de la cadena proteínica.

ATP o Adenosin trifosfato

Molécula de «alta energía», necesaria en todos los procesos bioquímicos en los que se realiza trabajo, tales como el transporte activo a través de membranas celulares contra un gradiente de concentración, o en las biosíntesis, es decir, en la fabricación de sustancias complejas por los seres vivos. Estas moléculas suelen estar formando complejos con iones magnesio.

Albuminoides

Nombre con el que antiguamente se designaba a los prótidos o proteínas.

Almidón

Molécula compleja formada por la agrupación de millares de moléculas de glucosa que quedan liberadas al final de la digestión del mismo. Es un glúcido y nos suministra cuatro calorías por gramo.

Aminoácidos

Moléculas relativamente sencillas, capaces de atravesar la pared intestinal y las membranas celulares. Encadenados forman los prótidos o proteínas, siendo veinte los constituyentes de los prótidos de todos los seres vivos.

Arteriosclerosis

Arterias endurecidas por ateromas de grasas saturadas y colesterol, calcificados.

Ateromas

Depósitos de lípidos (grasas y colesterol) y coagulitos de sangre.

Bilis

Secreción del hígado. Ayuda a hacer la digestión de las grasas.

Biocatalizador

Sustancia que aumenta la velocidad de una reacción química en los seres vivos.

Carbohidratos

Nombre que antes se deba a los glúcidos. También es lo mismo que hidratos de carbono. Alimentos energéticos que suministran cuatro calorías por gramo.

Carencia

Falta de algún alimento. Las primeras carencias que se descubrieron fueron las de ciertas vitaminas. Si la carencia no es muy grave, se llama subcarencia o deficiencia.

Caroteno

Sustancia que se encuentra en los vegetales, a partir de la cual podemos acabar de formar en nuestro organismo vitamina A. Es, por ello, una «provitamina».

Caseína

Proteína que se encuentra en la leche junto a la lactoalbúmina y la lactoglobulina, que son también proteínas.

Catalizadores

Sustancias que hacen aumentar la velocidad de la reacciones químicas.

Coenzima

Los biocatalizadores son enzimas formados por una proteína y una coenzima que suele ser una vitamina o un mineral.

Colágena

Es una proteína muy abundante en nuestro cuerpo, que entra en la composición de los cartílagos, los tendones y los tejidos que unen los órganos unos con otros y los tejidos entre sí. Ella sola constituye más de un tercio de la proteína total de nuestro organismo. También es el soporte del calcio en los huesos.

Colesterol

Lípido que se encuentra en las membranas celulares, en la vaina de mielina del tejido nervioso y en la bilis, de donde a veces se deposita formando cálculos en la vesícula biliar. También forma depósitos en las paredes vasculares junto con grasas sólidas.

El organismo se sirve de la colesterina para formar los ácidos biliares, hormonas de las cápsulas suprarrenales, hormonas sexuales y vitamina D.

Deficiencia

Falta de algún alimento. Si es grave, se llama carencia; si no, deficiencia o subcarencia.

Dieta

Suele entenderse como el régimen especial de comida que se impone a una persona determinada para corregir un desequilibrio funcional o en una enfermedad. También puede entenderse como los alimentos que toma una persona.

Digestión

Serie de procesos fisioquímicos que sufren los alimentos a fin de transformarlos en sustancias más sencillas que puedan ser absorbidas por la mucosa intestinal. En la digestión de los glúcidos se obtiene glucosa; en la de las grasas, glicerol (o glicerina) y ácidos grasos, y en la de los prótidos, aminoácidos.

Enzima

Biocatalizador.

Ergosterol

Sustancia que se encuentra en los vegetales que nuestro cuerpo puede transformar en vitamina D por la acción de los rayos ultravioletas.

Esencial

Que, al no poder fabricarlo nuestro cuerpo, hemos de tomarlo hecho de los alimentos.

Glucógeno

Llamado también almidón animal, es fabricado por el hígado con glucosa. Es una sustancia de reserva que libera la glucosa cuando baja la tasa de esta en la sangre.

Glucosa

Azúcar que se encuentra en la uva, en las frutas y miel, que forma parte de los azúcares más complejos, y es el constituyente del almidón que tomamos en las féculas y harinas, que es una sustancia de reserva de los vegetales. Las plantas, también con glucosa, fabrican celulosa, que es una sustancia que sirve para engrosar las paredes celulares sirviendo para ellas de sostén. La celulosa, a diferencia del almidón, no es digerible por los humanos, y por ello ayuda a conseguir una evacuación regular corrigiendo el estreñimiento.

Gástrico

Del estómago.

Grasas insaturadas

Aquellas en las que abundan ácidos grasos con dobles enlaces; suelen ser líquidos y les llamamos aceites.

Grasas saturadas

Las ricas en ácidos grasos saturados (sin dobles enlaces); resultan ser espesas o sólidas a la temperatura ordinaria; y más o menos coinciden con las de origen animal. Los aceites de palma y coco, aun siendo vegetales, son saturados, y también la manteca de cacao.

Iones

Átomos o grupos de átomos con carga eléctrica; los iones del magnesio, por ejemplo, son átomos de este elemento que, por pérdida de dos electrones, tiene cargas positivas.

Lactasa

Enzima que permite la digestión de la lactosa y que falta en algunas personas; a estas la leche les produce naúsea, malestar o diarrea.

Lactosa

Azúcar de la leche; en el yogur, por la acción de ciertas bacterias, se convierte en ácido láctico.

Lisina

Aminoácido esencial en el que es pobre el trigo.

Lípidos

Grupo de sustancias, miscibles entre sí, entre las que se encuentran las grasas y las esterinas, y entre esta el colesterol.

Metionina

Aminoácido esencial que falta en la harina de maíz.

Neurotransmisores

Sustancias que permiten el paso de la corriente nerviosa entre las neuronas o células nerviosas.

Precursores

Sustancias a partir de las cuales nuestro organismo forma otras que le son necesarias.

Ribosomas

Lugares del citoplasma celular en el que formamos las proteínas. Consta de dos partes o subunidades que se acoplan cuando llega el ARN mensajero con el código de la proteína que se va a formar. Si no hay una concentración determinada de cloruro magnésico en el interior celular, las dos subunidades ribosómicas de desacoplan y no puede formarse la proteína.

Saturado

Cuando los ácidos grasos no tienen dobles enlaces, se llaman saturados, y las grasas en las que estos abundan, saturadas. Son sólidas o pastosas a la temperatura ordinaria y pueden formar depósitos en las paredes de los vasos sanguíneos obstruyéndolos y dificultando con ello el paso de la sangre. Más o menos coinciden con las de origen animal, exceptuándose los aceites de pescado, que suelen ser insaturados.

Subcarencia

Falta de un elemento necesario en la dieta; se le llama también deficiencia. Cuando la deficiencia es grave, se le llama carencia.

VADEMÉCUM

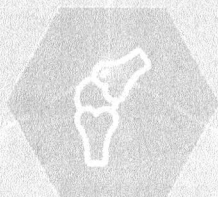

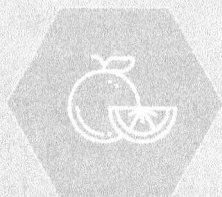

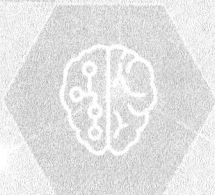

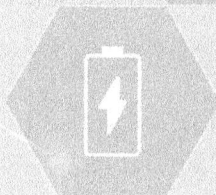

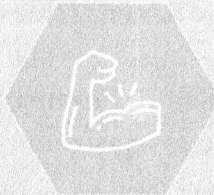

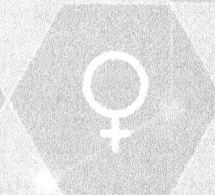

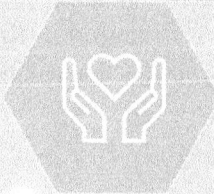

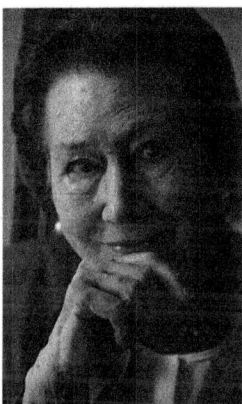

Todos hemos oído decir a algunos expertos que comiendo variado, no falta nada en la dieta. No obstante, esta afirmación no es totalmente cierta. La alimentación actual ha limitado sensiblemente la ingesta de fósforo, hierro, complejo B y vitaminas A y D, al suprimir o disminuir el consumo de vísceras, grasas animales y yemas de huevo, debido, en parte, al seguimiento de dietas de adelgazamiento y control de colesterol.

Además, y esto ha pasado desapercibido a la clase médica, los agricultores han provocado con el abono químico una sensible disminución del magnesio contenido en los alimentos.

Nuestros complementos pueden ayudar a subsanar dicho desequilibrio devolviendo a la dieta la cantidad correcta de estos nutrientes y resolver de una manera sencilla problemas serios y a veces muy dolorosos de salud.

Gracias por su atención.

PUBLICACIONES

ALIMENTACIÓN Y RENDIMIENTO INTELECTUAL
Todos los libros de Ana María Lajusticia intentan enviarnos algún mensaje. En esta ocasión quizá sea uno de los más importantes: una correcta alimentación constituye la base principal de un óptimo rendimiento intelectual, no solo como pilar del correcto funcionamiento de nuestro organismo, sino también para ser capaces de responder a distintos tipos de actividades, ya sea en el trabajo, en los estudios o en la relación con los demás. Un manual ameno y sencillo sobre un tema tan necesario como basico, para aprender a reconocer la importancia de comer bien y rendir mejor. Descubre las claves para conseguirlo en este libro.

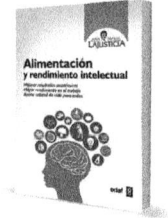

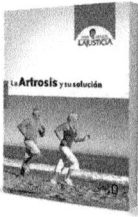

LA ARTROSIS Y SU SOLUCIÓN
Un libro de enorme rigor científico, pero de lectura sencilla y accesible, que muestra de un modo inequívoco que la artrosis puede ser fácilmente tratada y que las personas que la padecen pueden recuperar su salud.

VENCER LA OSTEOPOROSIS
En este libro, la autora nos muestra las claves para la solución a este problema, explicando clara y sencillamente todo el proceso que conduce a la osteoporosis y como puede remediarse fácilmente la falta de colágeno, origen de la enfermedad, corrigiendo las carencias y los errores en la alimentación.

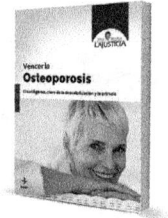

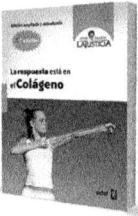

LA RESPUESTA ESTÁ EN EL COLÁGENO
¿Cuál es la causa de esta carencia?¿ Cómo se puede prevenir y solucionar este problema? Esta nueva edición, actualizada y revisada, contiene un capitulo inédito, así como la respuesta a las preguntas hechas por los mismos lectores y consumidores de los productos a lo largo de todos estos años.
La autora explica de qué modo afrontar este grave problema que provoca enfermedades tales como la artrosis y osteoporosis, así como lesiones musculares, de tendones y ligamentos a las personas que practican deporte, ya sean aficionados o profesionales.

COLESTEROL, TRIGLICÉRIDOS Y SU CONTROL
Sin duda, el problema del colesterol es uno de los más importantes a los que se enfrenta la sociedad actual en el ámbito de la salud y de la calidad de vida. En esta obra, la autora responde a muchas de las preguntas habituales que todos nos hacemos sobre el tema, por lo que es de inestimable ayuda tanto para el que padece el problema como para el que desee prevenirlo.

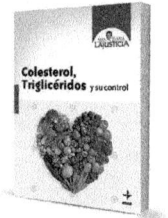

Esta información va dirigida exclusivamente al profesional sanitario o de salud.

EL MAGNESIO EN EL DEPORTE

La autora explica la importancia de este mineral, junto al colágeno, en la prevención de las enfermedades "modernas" (colesterol, diabetes, hipertensión, artrosis, osteoporosis, etc.), y describe por qué es importante el consumo de alimentos y sustancias ricas en magnesio, por qué los atletas etíopes ganan las competiciones de fondo, y explica las razones para tomarlo desde muy temprana edad.

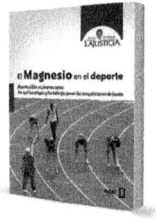

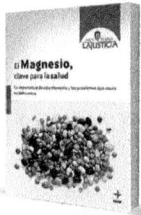

EL MAGNESIO, CLAVE PARA LA SALUD

Nuestra alimentación actual tiene, entre otras características, la de presentar una deficiencia de magnesio, elemento que es fundamental para la salud. En este libro, publicado por la autora hace 20 años y que ya entonces fue un impacto editorial, recoge todos los nuevos estudios realizados hasta la fecha, que confirman la enorme importancia del magnesio en relación con nuestra salud.

CONTESTANDO A SUS PREGUNTAS SOBRE EL MAGNESIO

En este libro, la autora da respuesta a las preguntas más frecuentes e importantes sobre el magnesio que ha recibido a lo largo de los últimos años. Con su habitual estilo sencillo y didáctico aclara temas tales como: ¿Cuál es la relación entre la falta de magnesio y los infartos de miocardio? ¿Se debe descansar de tomar magnesio? ¿Qué provoca la carencia de magnesio en el sistema nervioso? ¿Cuál es el efecto del magnesio sobre el cansancio? ¿Qué tipo de magnesio es más conveniente tomar? ¿Se puede tomar magnesio durante el embarazo y la lactancia?

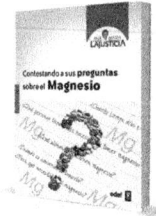

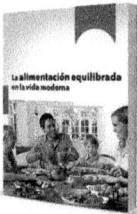

LA ALIMENTACIÓN EQUILIBRADA EN LA VIDA MODERNA

¿Qué es la dietética? ¿Cómo funciona el metabolismo? ¿Qué significa realmente comer bien? Las respuestas a estas cuestiones y muchas otras relacionadas con la correcta nutrición, podrá encontrarlas en este libro que muestra las claves de la alimentación equilibrada.

DIETAS A LA CARTA

¿Preocupados por llevar y mantener unos correctos hábitos y pautas en la alimentación? Gracias a los conocimientos de dietética y nutrición de su autora, en este nuevo libro podrá encontrar una dieta diseñada para usted con recomendaciones, tablas de equivalencias y recetas que le ayudarán a estar y sentirse mejor cada día. Conozca las claves para llevar una dieta correcta y adecuada en cada una de las circunstancias o problemas de salud que aquejan a la población en el siglo XXI.

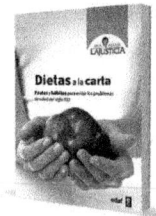

Esta información va dirigida exclusivamente al profesional sanitario o de salud.

ARTICULACIONES

COLÁGENOS

El **colágeno** es la proteína más abundante en el cuerpo humano, siendo el constituyente esencial de los **cartílagos, tendones, huesos y piel.** Los tejidos del organismo están en constante renovación, por lo que, a diario, necesitan el aporte de los nutrientes necesarios para dicha renovación. Con el colágeno, aportamos los **aminoácidos necesarios para volver a formar colágeno,** y al ser una proteína, también contribuye a **conservar y aumentar la masa muscular.**

Todos los tejidos conectivos de nuestro cuerpo y articulaciones están formados por colágeno, por lo que su aporte nos ayuda a **regenerar el desgaste y el envejecimiento, y a mantener en buen estado nuestras articulaciones, huesos, músculos y piel.**

Al combinar el colágeno con el mineral **magnesio y la vitamina C,** ambos implicados en la formación de **proteínas,** se favorece la formación de nuevo colágeno.

INDICACIONES

En general, están indicados cuando se busque la **regeneración** de cualquier tejido formado por colágeno, por ejemplo, en **artrosis, osteoporosis, tendinitis, rotura de ligamentos, sobrecarga muscular** y para el mantenimiento en perfectas condiciones de **tendones, ligamentos, huesos y músculos.** Otros ejemplos son el **deterioro de la piel, rotura de vasos sanguíneos (hematomas espontáneos), caída del cabello y uñas frágiles.**

PROPIEDADES SALUDABLES DEL MAGNESIO*
El magnesio contribuye:
A disminuir el cansancio y la fatiga.
Al equilibrio electrolítico.
Al metabolismo energético normal.
Al funcionamiento normal del sistema nervioso.
Al funcionamiento normal de los músculos.
A la síntesis proteica normal.
A la función psicológica normal.
Al mantenimiento de los huesos en condiciones normales.
Al mantenimiento de los dientes en condiciones normales.
Al proceso de división celular.

PROPIEDADES SALUDABLES DE LA VITAMINA C*
La vitamina C contribuye:
A la formación normal de proteínas, entre ellas el Colágeno, para el funcionamiento normal de los cartílagos, vasos sanguíneos, huesos, encías, piel y dientes.
Al metabolismo energético normal.
Al funcionamiento normal del sistema nervioso.
A la función psicológica normal.
Al funcionamiento normal del sistema inmunitario.
A la protección de las células frente al daño oxidativo.
A disminuir el cansancio y la fatiga.
A regenerar la forma reducida de la vitamina E.
A mejorar la absorción del hierro.

*según el REGLAMENTO (UE) N o 432/2012 DE LA COMISIÓN de 16 de mayo de 2012

COLÁGENO
CON MAGNESIO

COMPRIMIDOS

MODO DE EMPLEO, según VRN*

Tomar de 6 a 9 comprimidos al día, repartidos en el desayuno y la cena.
Se recomienda ingerir los comprimidos junto con alimentos ricos en vitamina C.

Contenidos medios por dosis diaria de:
6 comprimidos (4,3 g): colágeno hidrolizado 3,6 g, magnesio 169 mg (45% VRN*).
9 comprimidos (6,5 g): colágeno hidrolizado 5,4 g, magnesio 254 mg (68% VRN*).

PRESENTACIÓN

Bote de 75 comprimidos
Bote de 180 comprimidos
Bote de 450 comprimidos

*VRN: valores de referencia de nutrientes

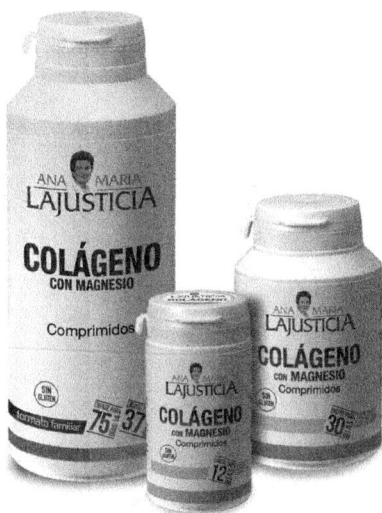

Los **comprimidos** están pensados para aquellas personas que no les gusten los sabores, busquen un formato rápido de tomar y fácil de transportar.

COLÁGENO
CON MAGNESIO

MODO DE EMPLEO, según VRN*

POLVO: tomar 3 cucharaditas de postre al día, repartidas en las principales comidas. Este alimento puede tomarse con líquidos y también con purés, yogur, etc.
Se recomienda ingerir cada cucharadita junto con alimentos ricos en vitamina C.

Contenidos medios por dosis diaria de 3 cucharaditas de postre (7,5 g): colágeno hidrolizado 6,9 g, magnesio 137 mg (36% VRN*).

STICK: tomar de 1 a 2 sticks al día, repartidos en el desayuno y la cena. Mezclados con yogur, agua o cualquier otro líquido.
Se recomienda ingerir los sticks junto con alimentos ricos en vitamina C.

Contenidos medios por dosis diaria de:
1 stick (5 g): colageno hidrolizado 3,4 g y magnesio 143 mg (38% VRN*).
2 sticks (10 g): colageno hidrolizado 6,9 g y magnesio 286 mg (76% VRN*).
1 stick equivale a 6 comprimidos de colágeno con magnesio.

PRESENTACIÓN

Bote de 350 g
Estuche de 20 sticks de 5g

*VRN: valores de referencia de nutrientes

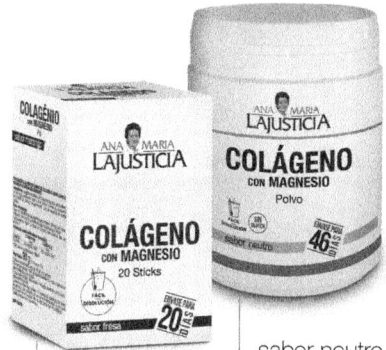

— sabor neutro

— sabor fresa

Indicado para personas que no pueden deglutir comprimidos. Los sticks están pensados para quiénes busquen la **comodidad** de poder llevarlo a cualquier lugar y no quieran renunciar al formato polvo.

COLÁGENO CON MAGNESIO
Y VITAMINA C · sabor cereza

LÍQUIDO

MODO DE EMPLEO, según VRN*

Tomar 30 ml o 45 ml al día, repartidos en dos o tres dosis de 15 ml cada una. Ingerir las dosis en las principales comidas. Utilice el vasito dosificador que se encuentra insertado en el tapón para una correcta cuantificación de las dosis.

Contenidos medios por dosis diaria de:
30 ml: colágeno hidrolizado 3,6 g, magnesio 75,0 mg (20% VRN*) y vitamina C 12 mg (15% VRN*).
45 ml: colágeno hidrolizado 5,4 g, magnesio 113 mg (30% VRN*) y vitamina C 18 mg (23% VRN*).

PRESENTACIÓN

Botella de 1L

*VRN: valores de referencia de nutrientes

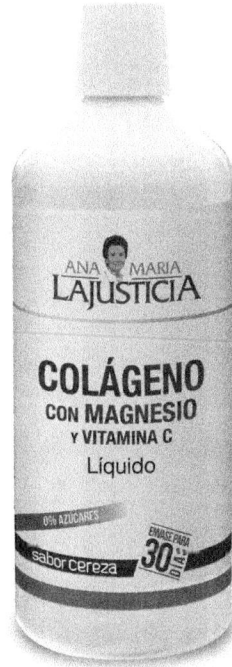

ANA MARIA
LAJUSTICIA

COLÁGENO
CON MAGNESIO
Y VITAMINA C
Líquido

0% AZÚCARES

sabor cereza

ENVASE PARA 30 DÍAS

Pensado para aquellas personas que busquen un formato **bebible** rápido de tomar, puesto que no necesita el proceso de disolución. Con un agradable sabor a cereza.

COLÁGENO CON MAGNESIO
Y VITAMINA C · sabor fresa

POLVO

MODO DE EMPLEO, según VRN*

Tomar 3 cucharaditas de postre al día, repartidas en las principales comidas. Puede tomarse con líquidos y también con purés, yogur, etc.

Contenidos medios por dosis diaria de 3 cucharaditas de postre (7,5 g): colágeno hidrolizado 5,2 g, magnesio 227 mg (61% VRN*) y vitamina C 24 mg (30% VRN*).

PRESENTACIÓN

Bote de 350 g

*VRN: valores de referencia de nutrientes

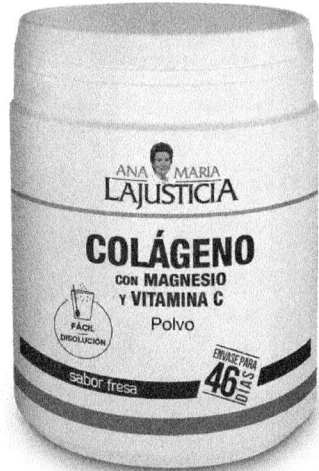

ANA MARIA LAJUSTICIA

COLÁGENO
CON MAGNESIO
Y VITAMINA C

Polvo

FÁCIL DISOLUCIÓN

sabor fresa

ENVASE PARA
46 DÍAS

Indicado para personas que no pueden deglutir comprimidos.

SIN GLUTEN

COLÁGENO MARINO
CON MAGNESIO Y VITAMINA C · sabor sandía   POLVO

MODO DE EMPLEO, según VRN*

Tomar 3 cucharaditas de postre al día, repartidas en las principales comidas. Puede tomarse con líquidos y también con purés, yogur, etc.

Contenidos medios por dosis diaria de 3 cucharaditas de postre (7,5 g): colágeno hidrolizado 5,2 g, magnesio 227 mg (60% VRN*) y vitamina C 24 mg (30% VRN*).

PRESENTACIÓN

Bote de 350 g

*VRN: valores de referencia de nutrientes

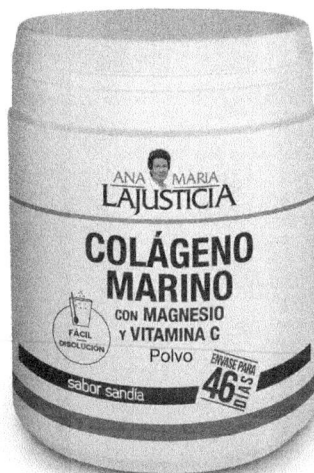

ANA MARIA LAJUSTICIA

COLÁGENO MARINO
CON MAGNESIO Y VITAMINA C
Polvo

FÁCIL DISOLUCIÓN

sabor sandía

ENVASE PARA 46 DÍAS

Complemento alimenticio de **colágeno de origen marino,** con la misma fórmula utilizada para los otros complementos de colágeno de la marca.

Con la hidrólisis del colágeno obtenemos péptidos y aminoácidos libres que, una vez en sangre, son usados por los distintos tejidos del cuerpo para regenerar su desgaste. Por lo tanto, el origen del colágeno no influye en la calidad del producto final ya que el colágeno siempre presenta la misma composición de aminoácidos y capacidad de absorción.

Se recomienda para aquellas personas que por **motivos religiosos, culturales y/o éticos** prefieren una alternativa al colágeno de origen animal terrestre.

Formato **polvo** pensado para personas que no pueden deglutir comprimidos.

COLÁGENO MARINO
CON MAGNESIO · sabor limón

COMPRIMIDOS

MODO DE EMPLEO, según VRN*

Tomar de 6 a 9 comprimidos al día, repartidos en el desayuno y la cena.
Se recomienda ingerir los comprimidos junto con alimentos ricos en vitamina C.

Contenidos medios por dosis diaria de:
6 comprimidos (4,5 g: colágeno hidrolizado 3,6 g, magnesio 169 mg (45% VRN*).
9 comprimidos (6,8 g): colágeno hidrolizado 5,4 g, magnesio 254 mg (68% VRN*).

PRESENTACIÓN

Bote de 180 comprimidos

*VRN: valores de referencia de nutrientes

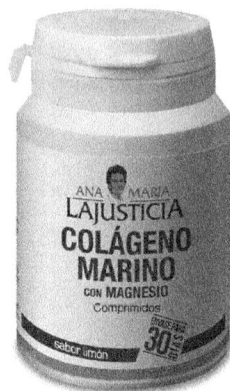

ANA MARIA
LAJUSTICIA
COLÁGENO MARINO
CON MAGNESIO
Comprimidos
sabor limón

Complemento alimenticio de **colágeno de origen marino,** con la misma fórmula utilizada para los otros complementos de colágeno de la marca.

Con la hidrólisis del colágeno obtenemos péptidos y aminoácidos libres que, una vez en sangre, son usados por los distintos tejidos del cuerpo para regenerar su desgaste. Por lo tanto, el origen del colágeno no influye en la calidad del producto final ya que el colágeno siempre presenta la misma composición de aminoácidos y capacidad de absorción.

Se recomienda para aquellas personas que por **motivos religiosos, culturales y/o éticos** prefieren una alternativa al colágeno de origen animal terrestre.

Los **comprimidos** están pensados para aquellas personas que buscan un formato rápido de tomar y fácil de transportar.

EQUILIBRIO EMOCIONAL

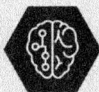

TRIPTÓFANOS

El **L-triptófano** es un aminoácido esencial, lo que significa que nuestro organismo no puede producirlo por sí mismo y debe ser aportado de manera exógena al organismo.

Los aminoácidos son moléculas que se combinan entre sí para formar proteínas y son imprescindibles para muchos de los procesos de nuestro metabolismo.

El triptófano es un aminoácido íntimamente ligado al correcto **funcionamiento del cerebro y de nuestras neuronas** puesto que actúa como precursor de la **serotonina**, un neurotransmisor implicado en la regulación del **estado anímico, el estrés, el apetito, el crecimiento y el descanso.** Además, también participa en la formación de la melatonina.

La **melatonina** es una hormona que induce y mejora la **calidad del sueño** y refuerza el **sistema inmunológico.** La combinación con triptófano, magnesio y vitamina B6, ayuda a la producción de esta dentro del organismo, así que, no solo es una fuente de aporte directo de melatonina exógena, sino que además se estimula la síntesis de serotonina y melatonina propia del cuerpo.

PROPIEDADES SALUDABLES DEL MAGNESIO*
El magnesio contribuye:
A disminuir el cansancio y la fatiga.
Al equilibrio electrolítico.
Al metabolismo energético normal.
Al funcionamiento normal del sistema nervioso.
Al funcionamiento normal de los músculos.
A la síntesis proteica normal.
A la función psicológica normal.
Al mantenimiento de los huesos en condiciones normales.
Al mantenimiento de los dientes en condiciones normales.
Al proceso de división celular.

PROPIEDADES SALUDABLES DE LA VITAMINA B6*
La vitamina B6 contribuye:
A la síntesis normal de la cisteína.
Al metabolismo energético normal.
Al funcionamiento normal del sistema nervioso.
Al metabolismo normal de la homocisteína.
Al metabolismo normal de las proteínas y del glucógeno.
A la función psicológica normal.
A la formación normal de glóbulos rojos.
Al funcionamiento normal del sistema inmunitario.
A disminuir el cansancio y la fatiga.
A regular la actividad hormonal.

*según el REGLAMENTO (UE) N o 432/2012 DE LA COMISIÓN de 16 de mayo de 2012

TRIPTÓFANO
CON MAGNESIO + VITAMINA B6

COMPRIMIDOS

INDICACIONES

Se recomienda tomar triptófano con magnesio + vitamina B6 en épocas en que nos sentimos "superados" por las tareas del día a día; cuando sufrimos puntas de **estrés,** estamos **cansados, decaídos y/o apáticos.** También en épocas de exámenes por falta de concentración o bien en dietas de adelgazamiento, ya que el triptófano con magnesio + vitamina B6 reduce considerablemente la **ansiedad** y, por tanto, el deseo de picar entre horas.

MODO DE EMPLEO, según VRN*

Tomar dos comprimidos al día, repartidos en el almuerzo y la cena.

Contenidos medios por dosis diaria de 2 comprimidos (1,71 g): L-triptófano 570 mg, magnesio 145 mg (39% VRN*), vitamina B6 1,4 mg (99% VRN*)

PRESENTACIÓN

Bote de 60 comprimidos

*VRN: valores de referencia de nutrientes

No debe ser consumido por mujeres embarazadas, ni por aquellas personas que estén siendo tratadas con antidepresivos o que padezcan insuficiencia renal.

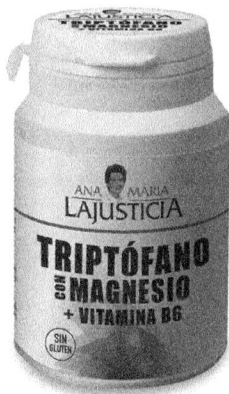

TRIPTÓFANO con MELATONINA
+ MAGNESIO Y VITAMINA B6 COMPRIMIDOS

INDICACIONES

Indicado en situaciones de **insomnio, jet lag, desfase horario,** irritabilidad y cansancio. También indicado para personas que quieran una alternativa a un medicamento sedativo.

MODO DE EMPLEO, según VRN*

Tomar de 1 a 2 comprimidos al día después de la cena.

Contenidos medios por dosis diaria de:
1 comprimido (0,856 g): L-triptófano 285 mg, melatonina 0,89 mg, magnesio 72,6 mg (19% VRN*) y vitamina B6 0,69 mg (50% VRN*).
2 comprimidos (1,71 g): L-triptófano 570 mg, melatonina 1,78 mg, magnesio 145 mg (39% VRN*) y vitamina B6 1,4 mg (99% VRN*).

PRESENTACIÓN

Bote de 60 comprimidos

*VRN: valores de referencia de nutrientes

No debe ser consumido por mujeres embarazadas, ni por aquellas personas que estén siendo tratadas con antidepresivos o que padezcan insuficiencia renal.

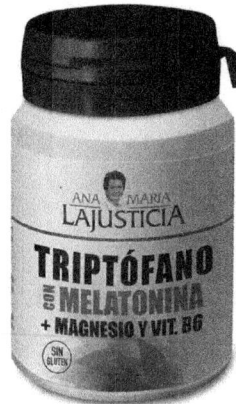

RELAJACION MUSCULAR

MAGNESIOS

El **magnesio** es uno de los 20 minerales presentes en el cuerpo humano. Está involucrado en multitud de procesos, entre ellos: el **metabolismo energético, la síntesis proteica, la síntesis y degradación de ácidos grasos, la contracción y relajación muscular, la regulación del tejido óseo, el estado mineral y el funcionamiento del sistema nervioso.**

Algunas fuentes de magnesio son más asimilables que otras, pero, una vez que el magnesio pasa al torrente sanguíneo, todas tienen las **mismas propiedades saludables.**

PROPIEDADES SALUDABLES DEL MAGNESIO*
El magnesio contribuye:
A disminuir el cansancio y la fatiga.
Al equilibrio electrolítico.
Al metabolismo energético normal.
Al funcionamiento normal del sistema nervioso.
Al funcionamiento normal de los músculos.
A la síntesis proteica normal.
A la función psicológica normal.
Al mantenimiento de los huesos en condiciones normales.
Al mantenimiento de los dientes en condiciones normales.
Al proceso de división celular.

*según el REGLAMENTO (UE) N o 432/2012 DE LA COMISIÓN de 16 de mayo de 2012

MAG-MAST®

COMPRIMIDOS MASTICABLES

INDICACIONES

Indicado cuando se tiene **acidez gástrica** y en estados carentes de magnesio (embarazo, lactancia, pubertad, vejez, ansiedad, calambres, tics, contracturas). También para suplementar las posibles carencias provocadas por dietas como las de adelgazar, exceso de colesterol, etc. Indispensable para mantener en buen estado y reparar el desgaste de los cartílagos, tendones y huesos.

MODO DE EMPLEO, según VRN*

Tomar de 2 a 3 comprimidos al día después de las comidas en caso de acidez.

Contenidos medios por dosis diaria de 3 comprimidos (2 g): magnesio 300 mg (80% VRN*).

PRESENTACIÓN

Dispensador de 36 comprimidos

*VRN: valores de referencia de nutrientes

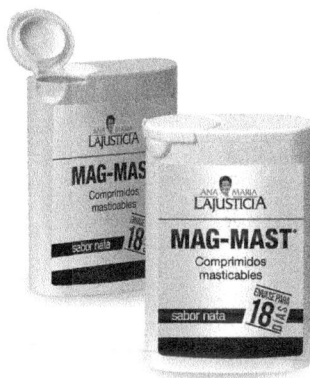

Indicado para personas que buscan un formato fácil de llevar, gracias al formato "bolsillo" y con agradable sabor a nata para contrarrestar el sabor del reflujo.

MAGNESIO TOTAL® · sabor limón   LÍQUIDO

INDICACIONES

Este preparado está **indicado para aquellas personas que por diversos motivos no encuentran adecuadas otras presentaciones del magnesio.** Concretamente, se recomienda en estados carentes de Magnesio (deportistas, vejez, embarazo, malabsorción intestinal, dietas de adelgazamiento o en la aparición de calambres, tics o contracturas) y para un buen funcionamiento del sistema osteo y neuromuscular.
La ingesta adecuada de magnesio **evita problemas musculares y facilita la relajación muscular.** Pueden consumirlo personas diabéticas y celíacas.

MODO DE EMPLEO, según VRN*

Tomar una cucharada sopera al día (10 ml).

Contenidos medios por dosis diaria de 1 cucharada sopera (10 ml): magnesio 335 mg (89% VRN*).

PRESENTACIÓN

Frasco de 200 ml

* VRN: valores de referencia de nutrientes

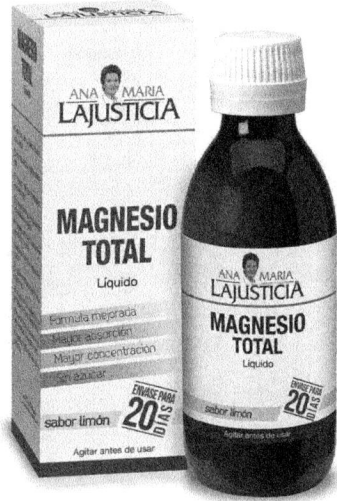

MAGNESIO TOTAL® 5 COMPRIMIDOS

PROPIEDADES

El Magnesio Total® 5 es un conjunto muy completo de 5 fuentes de Magnesio (quelatos, orgánicas e inorgáncias) con alta biodisponibilidad y concentración. Esta combinación hace que sea el producto ideal para el aporte diario necesario de magnesio para el cuerpo y la mente.

El citrato de magnesio es una sal orgánica con alta biodisponibilidad y, por lo tanto, el cuerpo lo absorbe con mucha facilidad. El bisglicinato de magnesio es un quelato donde el magnesio está unido a la glicina. Esta unión hace que el cuerpo lo identifique como una proteína, lo que conlleva que también tenga alta biodisponibilidad y no compita con otras fuentes de magnesio. El carbonato de magnesio es una sal inorgánica con una biodisponibilidad y concentración media/moderada que también mejora la acidez gástrica.

El óxido e hidróxido de magnesio son compuestos con muy alta concentración en magnesio puro, aunque con una biodisponibilidad más pequeña.

Además aporta todas las propiedades saludables del magnesio[1].

INDICACIONES

Indicado en **estados carentes de Magnesio** (deportistas, vejez, embarazo, malabsorción intestinal, dietas de adelgazamiento o en la aparición de calambres, tics o contracturas) y para un buen funcionamiento del sistema osteo y neuromuscular.

La ingesta adecuada de magnesio **evita problemas musculares y facilita la relajación muscular.** Pueden consumirlo personas diabéticas y celíacas.

MODO DE EMPLEO, según VRN*

Tomar 2 comprimidos al día, preferiblemente en el desayuno y la cena.

Contenidos medios por dosis diaria de 2 comprimidos (1,56 g): magnesio 369 mg (98% VRN**).

PRESENTACIÓN

Bote de 100 comprimidos

* VRN: valores de referencia de nutrientes

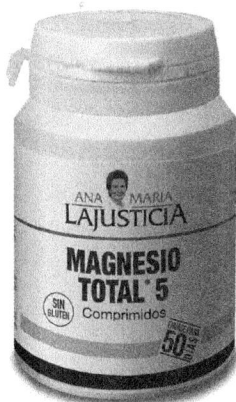

[1] Ver portada Magnesios

CARBONATO
DE MAGNESIO

COMPRIMIDOS Y POLVO

PROPIEDADES

Las características que diferencian al carbonato de otras fuentes de magnesio son su pH alcalino, el efecto laxante medio y el sabor neutro. Además aporta todas las propiedades saludables del magnesio[1].

INDICACIONES

Se recomienda para **contrarrestar la acidez,** en el tratamiento de la hernia de Hiato y en molestias digestivas durante el embarazo.
También está indicado en casos de mayor riesgo de déficit de magnesio (embarazo, lactancia, pubertad, ansiedad, etc.), para suplementar las dietas pobres en este elemento, para la salud del esqueleto y de la musculatura (calambres, tics, contracturas) y especialmente recomendado para población con **carencia de magnesio y sensibilidad digestiva.**

MODO DE EMPLEO, según VRN*

COMPRIMIDOS: tomar de 2 a 3 comprimidos al día, repartidos en las principales comidas.

Contenidos medios por dosis diaria de
2 comprimidos (1,5 g): magnesio 249 mg (66% VRN*).
3 comprimidos (2,25 g): magnesio 374 mg (100% VRN*).

POLVO: tomar una cucharadita de café, dos veces al día.

Contenidos medios por dosis diaria de 2 cucharaditas de café (1,2 g): magnesio 289 mg (77% VRN*).

PRESENTACIÓN

Bote de 75 comprimidos
Bote de 180 g

*VRN: valores de referencia de nutrientes

Si no se tiene acidez, se recomienda tomar con zumos de limón, naranja, yogur o cualquier alimento ácido.

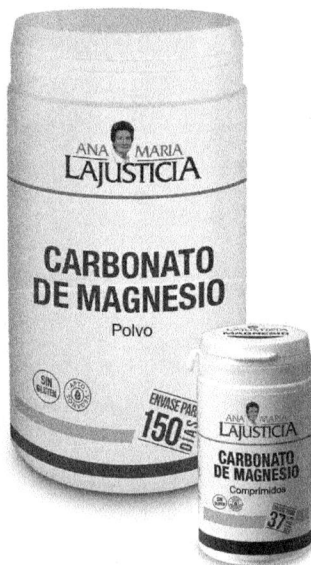

[1] Ver portada Magnesios

CLORURO
DE MAGNESIO

COMPRIMIDOS Y CRISTALIZADO

PROPIEDADES

Las características que diferencian al cloruro de otras fuentes de magnesio son su pH ácido y el efecto laxante alto. Además aporta todas las propiedades saludables del magnesio[1].

INDICACIONES

Se recomienda para suplementar las dietas pobres en este elemento, para la salud del esqueleto y de la musculatura (calambres, tics, contracturas) y especialmente recomendado para población con **carencia de magnesio y estreñimiento** crónico y ocasional.

MODO DE EMPLEO, según VRN*

COMPRIMIDOS: tomar 4 comprimidos al día, repartidos en las tres principales comidas.

Contenidos medios por dosis diaria de 4 comprimidos (2,2 g): magnesio 328 mg (88% VRN*).

CRISTALIZADO: Una cucharadita de postre al día (disuelta en agua, zumo de naranja o de limón).

Contenidos medios por dosis diaria de 1 cucharadita de postre (2,5 g): magnesio 296 mg (79% VRN*).

PRESENTACIÓN

Bote de 147 comprimidos
Bote de 400 g

*VRN: valores de referencia de nutrientes

Asegúrese que el envase queda bien cerrado y en un lugar fresco y seco, para evitar que el producto cambie su aspecto (a líquido o apelmazado).
Si esto ocurre, las características organolépticas y terapéuticas del producto siguen siendo las mismas.
No indicado para personas con acidez de estómago, reflujo, etc. En estos casos, se recomienda tomar el Carbonato de Magnesio.

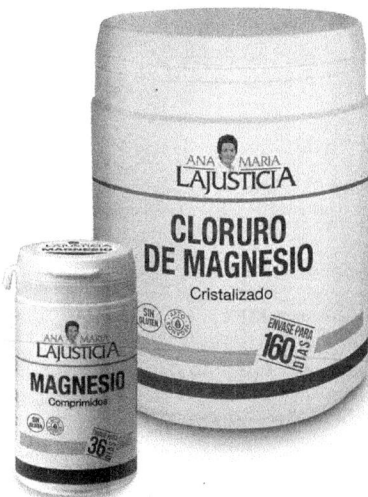

[1] Ver portada Magnesios

LACTATO
DE MAGNESIO — CÁPSULAS VEGETALES Y POLVO

PROPIEDADES

La principal característica del lactato es su bajo efecto laxante. Además aporta todas las propiedades saludables del magnesio[1].

INDICACIONES

Apto para toda la población, especialmente para aquellas personas con **carencia de magnesio y sensibilidad intestinal,** en procesos diarreicos o en niños.

MODO DE EMPLEO, según VRN*

CÁPSULAS VEGETALES: tomar de 3 a 5 cápsulas al día, repartidas en las principales comidas.

Contenidos medios por dosis diaria de
3 cápsulas (2,36 g): magnesio 199 mg (53% VRN*).
5 cápsulas (3,94 g): magnesio 331 mg (88% VRN*).

POLVO: Una cucharadita de postre al día (disuelta en agua, zumo de naranja o de limón).

Contenidos medios por dosis diaria de 1 cucharadita de **postre (2,5 g):** magnesio 250 mg (67% VRN*).

PRESENTACIÓN

Bote de 105 cápsulas vegetales
Bote de 300 g

*VRN: valores de referencia de nutrientes

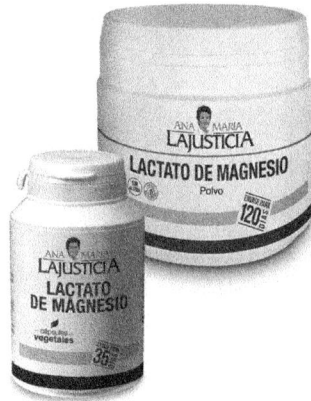

[1] Ver portada Magnesios

CARDIOPROTECTOR

Las enfermedades cardiovasculares figuran entre las principales causas de muerte en adultos en todo el mundo. Seguir una alimentación saludable y equilibrada es un factor de prevención clave.

A continuación se presentan los complementos alimenticios que aportan al organismo nutrientes necesarios para mantener el corazón y los vasos sanguíneos sanos, aportando flexibilidad a las arterias y favoreciendo la disolución de las grasas.

PROPIEDADES SALUDABLES DE LA VITAMINA A*:
La Vitamina A contribuye:
Al mantenimiento de las mucosas en condiciones normales.
Al mantenimiento de la piel en condiciones normales.
Al mantenimiento de la visión en condiciones normales.
Al funcionamiento normal del sistema inmunitario.
Al proceso de diferenciación celular.
Al metabolismo normal del hierro.

PROPIEDADES SALUDABLES DE LA VITAMINA D*:
La Vitamina D contribuye:
A la absorción y utilización normal del calcio y el fósforo.

Al mantenimiento de niveles normales de calcio en sangre.
Al mantenimiento de los huesos en condiciones normales.
Al funcionamiento normal de los músculos.
Al mantenimiento de los dientes en condiciones normales.
Al funcionamiento normal del sistema inmunitario.
Al proceso de división celular.

PROPIEDADES SALUDABLES DE LA VITAMINA E*:
La vitamina E contribuye a la protección de las células frente al daño oxidativo.

*según el REGLAMENTO (UE) N.o 432/2012 DE LA COMISIÓN de 16 de mayo de 2012

LECITINA
DE SOJA
PERLAS Y GRANULADA

PROPIEDADES

La lecitina es un fosfolípido que da flexibilidad a las membranas de todos los seres vivos y, también, es la molécula que esterifica el colesterol y lo conduce hacia el hígado, reduciendo así los niveles de colesterol.

Además es emulsionante de las grasas, favoreciendo su digestión y su dispersión en la sangre, evitando la formación de ateromas e incluso disolviendo los ya existentes.

La lecitina aporta fósforo y colina. La colina, entre otras funciones, es precursora de neurotransmisores involucrados en funciones cognitivas, como por ejemplo, la memoria.

INDICACIONES

Personas con arteriosclerosis y mala circulación arterial.

Personas con problemas hepáticos y de la vesícula biliar.

Estudiantes y todos los que realizan trabajo intelectual.

En resumen, indicado para personas que siguen dietas reductoras de colesterol y como alimento para mejorar la memoria.

MODO DE EMPLEO

GRANULADO: tomar de 2 a 3 cucharaditas de postre al día, ingeridas directamente con algún líquido o bien mezcladas con yogur, etc. En caso de triglicéridos o colesterol alto, tomar 3 cucharaditas de postre al día.

Contenidos medios por dosis diaria:
2 cucharaditas: lecitina de soja 7 g
3 cucharaditas: lecitina de soja 10,5 g

PERLAS: tomar de 6 a 9 perlas al día, repartidas entre las 3 principales comidas.

Contenidos medios por dosis diaria de:
6 perlas (4,56 g): lecitina de soja 3,24 g
9 perlas (6,84 g): lecitina de soja 4,86 g

PRESENTACIÓN

Bote de 500 g
Bote de 90 perlas
Bote de 300 perlas

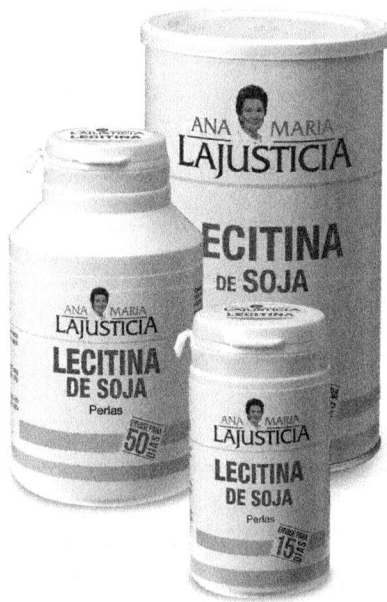

ACEITE DE
HÍGADO DE BACALAO

PERLAS

PROPIEDADES

El aceite de hígado de bacalao es un suplemento de **vitamina D, A y ácidos grasos omega-3**, especialmente **EPA y DHA**. Los ácidos eicosapentaenoico (EPA) y docosahexaenoico (DHA) contribuyen al **funcionamiento normal del corazón**.
La vitamina D contribuye a la absorción y utilización normal del calcio y el fósforo, que favorecen la regeneración de tejido óseo.

INDICACIONES

Estados de raquitismo, ceguera nocturna y cataratas.
Problemas en la piel y toda clase de mucosas (garganta, pulmones, tracto digestivo, vejiga, etc.).
Esencial para el crecimiento y mantenimiento de los huesos. Controla y regula las menstruaciones abundantes.
Se recomienda en invierno para **suplementar la falta de vitamina D** aportada por el sol.

MODO DE EMPLEO, según VRN*

Tomar 3 perlas al día, repartidas en las tres principales comidas.

Contenidos medios por dosis diaria de 3 perlas (2,16 g):
Aceite de hígado de bacalao 1500 mg (del cual EPA + DHA 255 mg, del cual Vitamina A 270 µg RE -34% VRN*-, del cual Vitamina D 3,2 µg -64% VRN*-), Vitamina E 30 mg α-TE (250% VRN*).

PRESENTACIÓN

Bote de 90 perlas

*VRN: valores de referencia de nutrientes

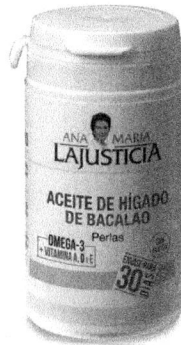

MUJER

⚥

En el siguiente apartado se engloban los productos recomendados para cubrir los **estados carentes y cambios hormonales** más frecuentes en la mujer (menopausia, dolor premenstrual, anemia, retención de líquidos y dietas de adelgazamiento).

El conjunto de complementos alimenticios que se presentan a continuación son ideales para mantener un **buen funcionamiento del sistema reproductor femenino, corregir desbalances hormonales, fortalecer las defensas, cubrir déficits de minerales y favorecer el bienestar general desde la adolescencia hasta la edad adulta avanzada.**

Cabe destacar que dichas indicaciones no limitan su consumo a la mujer, sino que pueden ser consumidos por la población en general para cubrir déficits concretos en que dichos complementos tengan una acción específica (anemia, tromboflebitis, colesterol, triglicéridos, dermatitis, etc.)

PROPIEDADES SALUDABLES DE LA VITAMINA E*:
La vitamina E contribuye a la protección de las células frente al daño oxidativo.

*según el REGLAMENTO (UE) N o 432/2012 DE LA COMISION de 16 de mayo de 2012

ISOFLAVONAS
CON MAGNESIO + VITAMINA E

CÁPSULAS

PROPIEDADES

Las isoflavonas son una serie de compuestos que, por su estructura química, pertenecen a un grupo de sustancias de origen vegetal a las que se les atribuye **similitudes funcionales con los estrógenos,** por lo que son aconsejables en la menopausia. En algunos casos, el fin de la función menstrual puede influir en el deterioro de los tejidos, incluidos los del esqueleto. Como es conocido, una de las propiedades del magnesio es detener ese deterioro, razón por la que se ha incorporado ese elemento al preparado. La vitamina E, por su efecto antioxidante y antienvejecimiento, ayuda a mantener la elasticidad de las arterias y favorece la circulación.

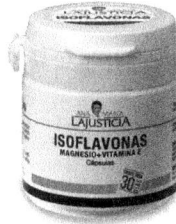

INDICACIONES

Trastornos asociados a la **menopausia:** prevención de la osteoporosis, sofocos, sudoración excesiva, ansiedad, piel seca, cambios de humor, etc.

MODO DE EMPLEO, según VRN*

Tomar una cápsula al día, preferentemente por la mañana.

Contenidos medios por dosis diaria de 1 cápsula (488,5 mg): magnesio 57,8 mg (15% VRN*), vitamina E 3,4 mg α-TE (28% VRN*), extracto de soja 100 mg, del cual isoflavonas de soja 40 mg.

PRESENTACIÓN

Bote de 30 cápsulas

*VRN: valores de referencia de nutrientes

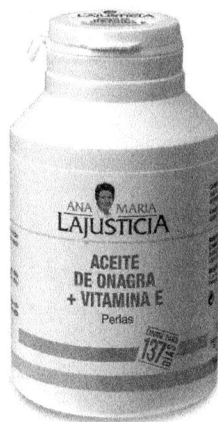

ACEITE DE
ONAGRA + VITAMINA E

PERLAS

PROPIEDADES

El aceite de onagra se extrae de las semillas de la planta Oenothera, comúnmente llamada onagra. Esta planta originaria de América del Norte y que se da también en Europa, forma unas semillas que contienen un 25% de aceite, cuya cualidad más preciada es su riqueza en ácido linoleico y también, en menor cantidad, en ácido linolénico. Es decir, contiene los ácidos grasos a partir de los cuales el organismo forma el araquidónico, que a su vez es el precursor de las prostaglandinas que hacen compatible la sangre con el endotelio de las arterias. Estos ácidos poliinsaturados son también necesarios en la composición de las membranas celulares, a las que proporcionan elasticidad.
La vitamina E contribuye a la protección de las células frente al daño oxidativo.

INDICACIONES

En problemas asociados con la menopausia y **dolores menstruales.**
También en **problemas circulatorios,** tromboflebitis y mantenimiento en buen estado de los tejidos en general.

MODO DE EMPLEO

Tomar 2 perlas al día, preferentemente por la mañana.

Contenidos medios por dosis diaria de 2 perlas (1,4 g): aceite de onagra 1000 mg, vitamina E 20 mg α-TE (167% VRN*).

PRESENTACIÓN

Bote de 275 perlas

*VRN: valores de referencia de nutrientes

ALGAS · sabor limón

PROPIEDADES

Complemento alimenticio rico en oligoelementos, sales minerales (yodo, potasio, bromo, cloro, calcio, hierro, sílice), vitaminas y provitaminas A y D. El yodo es indispensable para la formación de las hormonas tiroideas T3 y T4 o tiroxina, y esta interviene en la combustión de los hidratos de carbono y las grasas. Su carencia conduce al bocio y a trastornos de la tiroides. También tiene un papel importante en la eliminación de líquidos y en el peristaltismo intestinal. Complementa eficazmente las dietas pobres en pescado.

INDICACIONES

Estados carentes de iodo y oligoelementos.
Personas que quieran **mejorar su peso y grasa corporal.** También para mejorar la **celulitis,** ya que mejora la retención de agua, es **depurativo y diurético.**
Indicado especialmente para personas con hipotiroidismo no medicado, o personas que son sedentarias y tienen un metabolismo basal bajo.

MODO DE EMPLEO

Tomar 1 comprimido al día.
Se recomienda tomarlo con abundante agua.

Contenidos medios por dosis diaria de 1 comprimido (450 mg): algas fucus polvo 32 mg, extracto seco de algas fucus 100 mg.

PRESENTACIÓN

Bote de 104 comprimidos.

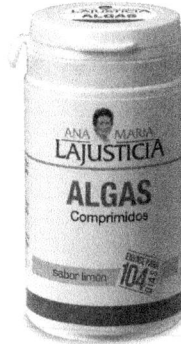

SIN GLUTEN · APTO VEGETARIANOS ·

COMPLEMENTO ALIMENTICIO
A BASE DE MIEL Y HIERRO

MIEL

PROPIEDADES

Complemento alimenticio en **formato miel** enriquecida con hierro para aportar la cantidad diaria recomendada de este elemento, el cual es imprescindible para la formación de la hemoglobina y de enzimas. Las necesidades de hierro varían según el género, siendo mayor en las mujeres, debido a la menstruación.

La miel de romero, mejora el sabor y proporciona una alternativa diferente a los formatos más tradicionales de suplementos de hierro.

INDICACIONES

Estados carentes de hierro (anemia ferropénica), en el crecimiento, embarazo y posparto.
Personas que siguen una dieta vegetariana y baja en calorías o practican deporte.

MODO DE EMPLEO, según VRN*

Una cucharadita de café al día. Se recomienda ingerir junto con alimentos ricos en vitamina C.

Contenidos medios por dosis diaria de 1 cucharadita de café (4,5 g): miel de romero 4,38 g, hierro 14 mg (100% *VRN).

PRESENTACIÓN

Bote de 135 g.

*VRN: valores de referencia de nutrientes

Cerrar el bote herméticamente y conservar en un lugar fresco y seco.

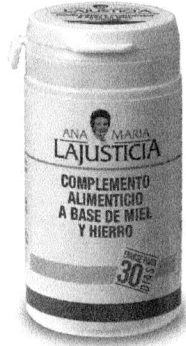

TONIFICANTES

La sociedad actual en la que vivimos nos pide dar lo mejor de nosotros mismos las 24 horas del día. En el siguiente apartado se engloban los productos recomendados para **fortalecer el organismo** en general, **vitalizar el cuerpo y la mente, y reforzar el sistema inmunológico** en períodos de **cansancio, decaimiento, falta de energía,** temporadas de exámenes y gran esfuerzo físico y/o intelectual.

COMPLEMENTO ALIMENTICIO
A BASE DE MIEL Y JALEA REAL   MIEL

PROPIEDADES

La Jalea Real es rica en vitaminas del grupo B, hierro, fósforo y calcio, de vital importancia en los procesos metabólicos y para el correcto equilibrio del organismo. Tiene un papel destacado en la estructura de los huesos, cartílagos y tejido conjuntivo.
Contiene 1,7% de **ácido hidroxidecanoico (HDA),** único de la Jalea Real, lo que le confiere propiedades protectoras y defensivas del organismo. Es revitalizante y tónico general.
Aporta **miel fresca de romero,** con propiedades balsámicas, antisépticas, expectorantes, beneficiosa para la mente y cicatrizante.

INDICACIONES

Temporadas de **cansancio,** decaimiento, falta de energía y desánimo.
Personas con tendencia a resfriarse o en **temporadas de invierno.** También en épocas de exámenes y gran esfuerzo intelectual.

MODO DE EMPLEO

Tomar 1 o 2 cucharaditas de postre al día, preferentemente por las mañanas.
Contenidos medios por dosis diaria de:
1 cucharadita de café (4,5 g): miel de romero 4,14 g, jalea real fresca 360 mg.
2 cucharaditas de café (9 g): miel de romero 8,28 g, jalea real fresca 720 mg.

PRESENTACIÓN

Bote de 135 g.

Cerrar el bote herméticamente y conservar en un lugar fresco y seco.

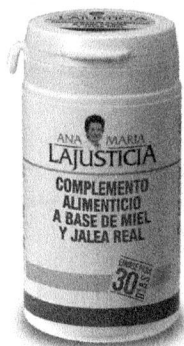

JALEA REAL
LIOFILIZADA

CÁPSULAS VEGETALES

PROPIEDADES

La Jalea Real es rica en vitaminas del grupo B, hierro, fósforo y calcio, de vital importancia en los procesos metabólicos y para el correcto equilibrio del organismo. Tiene un papel destacado en la estructura de los huesos, cartílagos y tejido conjuntivo.

Contiene ácido hidroxidecanoico (HDA), único de la Jalea Real, lo que le confiere propiedades protectoras y defensivas del organismo. Es revitalizante y tónico general.

Al someter la Jalea Real a un proceso de liofilización, se consigue un prodcuto **tres veces más concentrado que la jalea real fresca,** con un **4% de HDA.**

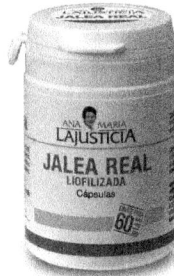

INDICACIONES

Temporadas de cansancio, decaimiento, falta de energía y desánimo.

Personas con tendencia a resfriarse o en **temporadas de invierno.** También en épocas de exámenes y gran esfuerzo intelectual.

MODO DE EMPLEO

Tomar 1 o 2 cápsulas al día, preferentemente por la mañana.

Contenidos medios por dosis diaria de:
1 cápsula (0,475 g): jalea real 300 mg.
2 cápsulas (0,95 g): jalea real 600 mg.

PRESENTACIÓN

Bote de 60 cápsulas.

GINSENG
CON JALEA REAL

CÁPSULAS VEGETALES

PROPIEDADES

El Ginseng con Jalea Real, por su riqueza en vitaminas del grupo B (B1, B2, B3 y B6), es estimulante y tónico en general. Una combinación perfecta de nutrientes con múltiples propiedades beneficiosas que ayudan a complementar la dieta.

INDICACIONES

Temporadas de **cansancio, decaimiento, falta de energía y desánimo.**
Personas con tendencia a resfriarse o en temporadas de invierno. También en épocas de exámenes y gran esfuerzo intelectual.

MODO DE EMPLEO

Tomar 1 o 2 cápsulas al día, preferentemente por la mañana.

Contenidos medios por dosis diaria de:
1 cápsula (0,495 g): ginseng 200 mg, jalea real 200 mg.
2 cápsulas (0,99 g): ginseng 400 mg, Jalea real 400 mg.

PRESENTACIÓN

Bote de 60 cápsulas.

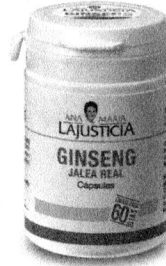

VITAMINAS

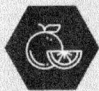

En el siguiente apartado se presentan los complementos a base de alimentos muy ricos en diferentes vitaminas y minerales.

Productos ideales para **mantener el ritmo de vida sin problemas, reforzar el sistema inmunológico, tonificar el sistema nervioso, mejorar el estado de la piel y mucosas, prevenir el deterioro cognitivo, favorecer la concentración, incrementar la tolerancia al estrés y compensar cualquier déficit nutritivo de la manera más natural.**

LEVADURA DE CERVEZA

PROPIEDADES

Una de las fuentes más ricas en **vitaminas del grupo B** y en proteínas de alto valor biológico. Contiene aminoácidos esenciales, indispensables para la vida humana y necesarios para la producción de los glóbulos rojos y blancos. Además de contener fibra, minerales y probióticos.

INDICACIONES

Depurativo de la sangre. Al ser rica en fibra, ayuda a prevenir el estreñimiento y la digestión y participa en la reconstrucción de la flora intestinal.
Indicado durante el crecimiento, en la tercera edad, estados de **agotamiento,** físico y psíquico, y en los **problemas de la piel y mucosas.** Embarazo, convalecencia, estados de ansiedad, anemias, etc.
Complemento para las dietas vegetarianas y las carentes en vitamina B y E. También para deportistas por su fuente natural de energía.

MODO DE EMPLEO

Tomar de 4 a 8 comprimidos al día.
LEVADURA DE CERVEZA:
Contenidos medios por dosis diaria de:
4 comprimidos (3 g): levadura de cerveza 3 g
8 comprimidos (6 g): levadura de cerveza 6 g

LEVADURA DE CERVEZA CON GERMEN DE TRIGO Y TIAMINA:
Contenidos medios por dosis diaria de:
4 comprimidos (3,4 g): levadura de cerveza 2 g, germen de trigo 0,41 g, tiamina 0,25 mg (22 % VRN*).
8 comprimidos (6,8 g): levadura de cerveza 4 g, germen de trigo 0,82 g, tiamina 0,50 mg (45% VRN*).

PRESENTACIÓN

Levadura de cerveza: bote de 80 y 280 comprimidos.
Levadura de cerveza con germen de trigo y tiamina: bote de 80 comprimidos.

*VRN: valores de referencia de nutrientes

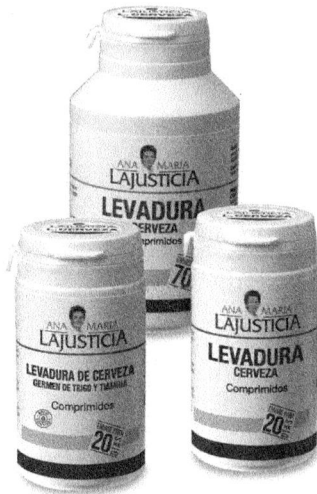

ESPIRULINA

PROPIEDADES

La espirulina es un alimento **rico en vitaminas, minerales y proteínas de alto valor biológico.**
La clorofila también tiene propiedades de desintoxicación, uniéndose a las toxinas y a los metales pesados, eliminándolos del organismo.

INDICACIONES

Por su elevada proporción en minerales, proteínas y vitaminas, constituye un suplemento alimenticio para deportistas, ancianos, niños, etc.
Favorece la acción peristáltica aliviando el estreñimiento y normalizando la secreción de ácidos digestivos, apaciguando así el tracto digestivo (clorofila).
Recomendado para personas que siguen una **dieta vegetariana** y **baja en calorías.**

MODO DE EMPLEO

Tomar de 6 a 8 comprimidos al día, con las comidas.

Contenidos medios por dosis diaria de:
6 comprimidos (2,4 g): espirulina 2142 mg
8 comprimidos (3,2 g): espirulina 2856 mg

PRESENTACIÓN

Bote de 160 comprimidos.

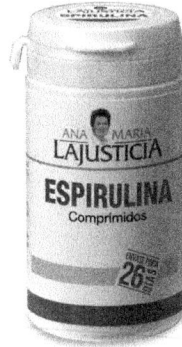

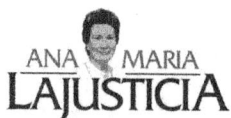

ANA MARIA
LAJUSTICIA

Distribuciones Feliu, SL
C/ Nau Santa Maria,1 Bajos
08017 Barcelona (España)
Tel. +34 93 474 42 21
www.anamarialajusticia.com

Ana Maria Lajusticia